Susanne Ehlers
Chinesische Heilpilze

Dieses Buch soll Ihnen helfen, gesund zu leben.
Es kann kein Ersatz für die Untersuchung und den Rat
einer erfahrenen Ärztin oder eines Arztes sein,
insbesondere wenn Sie krank sind.
Suchen Sie deshalb unbedingt eine Ärztin oder
einen Arzt Ihres Vertrauens auf,
wenn Sie das Gefühl haben, Sie sind nicht gesund.

Ehrenwirth ist ein Imprint der Verlagsgruppe Lübbe
ISBN 3-431-04066-7
© 2003 by Verlagsgruppe Lübbe GmbH & Co. KG, Bergisch Gladbach
Redaktionelle Bearbeitung: Linda Strehl, München
Umschlag und Gestaltungskonzept: Paxmann/Teutsch Buchprojekte, München
Umschlagfoto: Mauritius Bildagentur, Mittenwald
Layout und Satz: JahnDesign Thomas Jahn, Erpel/Rhein
Fotonachweis: alle Bilder © by Susanne Ehlers
Reproduktionen: Repro Schmitz, Köln
Druck und Einband: Friedrich Pustet, Regensburg
gedruckt auf 135 g/qm Zanders Mega matt

1 3 5 4 2
Printed in Germany

Sie finden uns im Internet unter:
www.luebbe.de

Susanne Ehlers

Chinesische Heilpilze

Ehrenwirth

Inhalt

Vorwort   6

Was ist Mykotherapie?   8
Pilzheilkunde im Westen   9

Krankheiten fallen nicht vom Himmel   11

Warum können Pilze heilen?   13
Pilze stärken unser Immunsystem   13
Pilze sind wahre Vitaminbomben   16
Pilze versorgen uns mit Mineralstoffen und Spurenelementen   17
Pilze enthalten wichtige Ballaststoffe   19
Pilze bestehen aus wertvollen Eiweißen   19
Pilze können heilen   21

Die wichtigsten Heilpilze und ihre Wirkungen   23
Der Shiitake   23
Der Reishi   26
Der Affenkopfpilz   29
Der Eichhase   32
Der Schopftintling   35
Der Maitake   37
Das Judasohr   40

Wie wendet man Pilze an?   42
Frisch – getrocknet – extrahiert?   42
Kapseln mit getrockneten Heilpilzen   43
Die richtige Dosierung   46

Können Nebenwirkungen auftreten?   48
Was ist eine Pilzsporenallergie?   48
Kann BSE übertragen werden?   49
Muss ich auf Broteinheiten achten?   50
Schluckprobleme   50
Was ist eine Mykose?   50

Mykotherapeutische Behandlung und ihre Erfolge   51
Erhöhter Cholsterinspiegel   54
Erhöhte Blutzuckerwerte   56
Magen- oder Verdauungsprobleme   59
Thromboserisiko   60
Gelenkschmerzen (Gicht)   64
Allergien   65
Krebs   66
Übergewicht   70

Der Einsatz von Heilpilzen bei verschiedenen Erkrankungen   74

Ausgewählte Rezepte   77
Shiitake-Gerichte   78
Affenkopfpilz-Gerichte (Pom Pom)   81
Schopftintling-Gerichte   85

Anhang   88
Glossar   88
Literatur   91
Adressen   92

Vorwort

Ist Ihnen schon einmal aufgefallen, dass in einem China-Restaurant außerordentlich viel Gerichte angeboten werden, die mit Pilzen zubereitet werden? Das hat nicht nur einen geschmacklichen Grund – Pilze können außerordentlich lecker schmecken. Der eigentliche Grund liegt darin, dass man in China seit Jahrhunderten, wenn nicht gar seit Jahrtausenden weiß, wie gesundheitsfördernd Pilze sind.

Nach den Erfahrungen und der Lehre der chinesischen Medizin sind mehr als zwei Drittel aller Erkrankungen durch eine gesunde Ernährung heilbar oder lassen sich dadurch von vornherein vermeiden. Und Pilze spielen dabei eine herausragende Rolle.

Seit vielen Jahrhunderten verwendet die ganzheitlich orientierte chinesische Medizin verschiedenste Pilze zur Vorbeugung und Behandlung auch schwerster Erkrankungen – mit verblüffenden Erfolgen, die seit einigen Jahren auch die Aufmerksamkeit westlicher Wissenschafter und Mediziner auf sich ziehen. Erste umfassende Forschungsberichte liegen nun vor, und ihre Ergebnisse sind in manchen Bereichen geradezu sensationell.

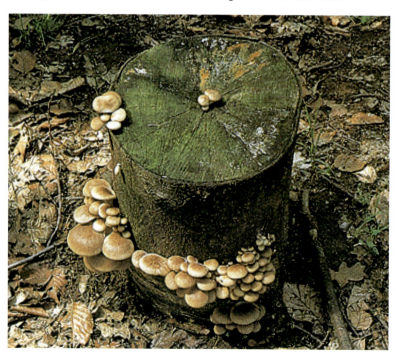

Dieses Buch vermittelt einen wissenschaftlich fundierten, aber leicht verständlichen Überblick über die Wirkungsweise, Anwendung und Heilerfolge verschiedener chinesischer Heilpilze und diskutiert Ängste und Vorbehalte, die auf mögliche Nebenwirkungen oder Vergiftungsrisiken zielen.

Vor allem aber gibt dieses Buch all jenen Menschen begründete Hoffnung auf Linderung, wenn nicht gar Heilung, die unter Allergien, Diabetes, erhöhtem Blutdruck, Gicht, Herzerkrankungen, Übergewicht oder anderen Zivilisationskrankheiten leiden. Selbst Krebserkrankungen konnten nachweislich mit chinesischen Heilpilzen erfolgreich behandelt werden.

Frei von allen Krankheiten, vital und gesund bis ins hohe Lebensalter – das kann Ihnen natürlich niemand garantieren. Sie haben es jedoch in der Hand, einen wesentlichen Schritt auf dieses Ziel zuzugehen. Dieses Buch möchte Sie dabei fachkundig begleiten, Ihnen von erstaunlichen Heilwirkungen berichten und verschiedene Anwendungsformen vorstellen – bis hin zu leckeren Rezeptvorschlägen.

Die Wirkung der chinesischen Heilpilze habe ich nicht nur über viele Jahre wissenschaftlich erforscht, sondern auch an mir selbst erfahren. Ich freue mich, Sie durch dieses Buch an meinen Erkenntnissen teilhaben lassen zu dürfen.

Dr. Susanne Ehlers
Frühjahr 2003

Was ist Mykotherapie?

Das Wissen um die Heilwirkung von Pilzen ist in unserem Kulturkreis noch sehr jung. Erst in den siebziger Jahren begann die Wissenschaft, sich intensiver damit zu befassen, und prägte den Begriff Mykotherapie. Das Wort »mykos« stammt aus dem Griechischen und bedeutet einfach nur »Pilz«. Mykotherapie nennt man die Heilbehandlung mit Pilzen und pilzlichen Substanzen, im Unterschied zur Phytotherapie, die sich auf die Heilbehandlung mit pflanzlichen Substanzen konzentriert.

> »mykos« bedeutet »Pilz«.

Die ersten schriftlichen Aufzeichnungen über die Heilkraft der chinesischen Pilze finden sich bei dem berühmten Arzt Whu Shui zur Zeit der Ming-Dynastie (1368–1644). Er lobte den Shiitake-Pilz als Lebenselixier, das Erkältungen heile, Ausdauer erzeuge und die Durchblutung anrege. Das Judasohr (chinesische Morchel) wurde bereits zu dieser Zeit als Arznei gegen Schwächezustände nach der Geburt eingesetzt, gegen Verstopfung der Blutgefäße und gegen Gefühllosigkeit. In Gegenden Ostasiens, wo dieser Pilz zur täglichen Nahrung gehört, liegt die Thrombose- und Herzinfarkthäufigkeit in der Bevölkerung deutlich unter dem Landesdurchschnitt. Wissenschaftler einer Kölner Arzneimittelfabrik wollten Ende der 70er Jahre dieses Phänomen aufklären: In zahlreichen Analysen und Tests konnten sie die blutgerinnungshemmende Wirkung zuverlässig nachweisen.

Insbesondere in Japan stieß das Wissen über die chinesischen Heilpilze auf außerordentlich große Resonanz. Dort fand 1974 der erste internationale mykotherpeutische Kongress statt. Damit begann auch auf diesem Gebiet eine Zeit des intensiven Austausches östlicher und westlicher Wissenschaft und Erfahrung. In Japan hat sich mittlerweile das Wissen um die Heilkraft chinesischer Heilpilze nicht nur in der angewandten Medizin, sondern auch in der breiten Bevölkerung durchgesetzt.

> 1974: erster mykotherapeutischer Kongress in Japan.

> In Ostasien gibt es keine kulturellen Vorbehalte gegenüber Pilzen wie bei uns (»Schimmel«, »Armeleutemahlzeit«), und man kennt dort weder die zahlreichen Geschichten der Antike noch unsere Märchen, die von Pilzvergiftungen an Königen und Herrschern erzählen – und damit nicht gerade zum unbekümmerten Genuss einladen.

Ost-West

Pilzheilkunde im Westen

In Deutschland war es vor allem der Wissenschaftler Rolf Siek, der sich um die Mykotherapie sehr verdient gemacht hat. Er gilt international als einer der großen Pioniere der Pilzheilkunde. In Tierexperimenten konnte er zum Beispiel bereits 1975 nachweisen, dass schon die Verabreichung einer kleinen Menge wild gewachsener Schopftintlingpilze zu erheblichen Blutzuckersenkungen bei den Versuchstieren führte. Das bei der Kontrollgruppe eingesetzte handelsübliche Antidiabetikum wirkte nur geringfügig stärker als der Schopftintling. Trotzdem konnte sich bislang dieser Pilz in Deutschland nicht als Alternative oder Ergänzung zur allgemein üblichen Diabetesbehandlung durchsetzen – es sind wohl schwer fassbare Ressentiments gegenüber Pilzen dafür verantwortlich. Es ist dringend an der Zeit, sich damit bewusst auseinander zu setzen.

Der Schopftintling als Diabetesmedikament.

In diesem Zusammenhang hat sich inbesondere Jan Lelley von der Universität Bonn große Verdienste erworben. Als er die heimischen Pilzsorten genauer unter die Lupe nahm, erwiesen sie sich beileibe nicht als so unnütz, gehaltlos oder gar gesundheitsgefährdend, wie der Volksglaube meint. Ihre Heilkraft ist aber nicht mit der der chinesischen Heilpilze zu vergleichen, von denen dieses Buch handelt.

Vor allem Lelleys Forschungsarbeiten zu den Anbaumöglichkeiten dieser Pilze in unseren Breitengraden zeigen heute große Wirkungen: Viele Menschen bauen bereits im Garten oder im Keller chinesische Pilze an. Frischen

Getrocknete Heilpilze finden heute vielfach Verwendung.

Shiitake kann man inzwischen bei uns in jedem gut sortierten Gemüseladen kaufen, und auch Kapseln mit dem Pulver getrockneter Heilpilze werden in Deutschland produziert und angeboten. Hier hat sich in den vergangenen Jahren viel bewegt.

Heilpilzboom in den USA. Auch in den Vereinigten Staaten wird seit gut zwei Jahrzehnten intensiv an den chinesischen Heilpilzen geforscht und sich inbesondere um den industriellen Anbau und Vermarktungsmöglichkeiten bemüht. Zurzeit erleben die chinesischen Heilpilze in den USA einen regelrechten Boom, vor allem als Nahrungsergänzungsmittel, insbesondere aber als »Wundermittel« gegen Übergewicht.

Um die außerordentliche Heilwirkung der chinesischen Pilze besser verstehen zu können, ist es notwendig, dass wir uns vorab die allgemeinen Hintergründe insbesondere der zahlreichen Zivilisations- und Alterserkrankungen verdeutlichen, uns aber auch mit dem besonderen Ansatz der chinesischen Heilkunde ein wenig vertraut machen.

Krankheiten fallen nicht vom Himmel

Eine Untersuchung des Bundesministeriums für Gesundheit der Bundesrepublik Deutschland hat ergeben, dass im Jahr 1980 im Gesundheitswesen für die Behandlung ernährungsbedingter Erkrankungen 42 Milliarden DM ausgegeben wurden. 1990 waren es bereits 83,5 Milliarden DM. Das ist eine Verdopplung innerhalb von zehn Jahren! Leider ist diese Tendenz immer noch steigend, d. h., die Ausgaben belaufen sich für das Jahr 2000 auf weit über 100 Milliarden DM. Das ist volkswirtschaftlich betrachtet eine enorme Belastung, aber was noch viel schlimmer wiegt: Hinter diesen Zahlen verbergen sich hunderttausende Menschen, deren Leben von ernährungsbedingten Krankheiten verschiedenster Art beeinträchtigt ist, die aber möglicherweise durch eine Ernährungsumstellung zu neuer Gesundheit finden könnten.

Der oft vorgetragene Einwand, dass unsere Gesellschaft deshalb so krank sei, weil die Menschen immer älter und damit krankheitsanfälliger werden, ist so nicht zutreffend. Die chinesische Geschichte kennt Epochen, in denen die Menschen durchschnittlich etwa 100 Jahre alt wurden – und ein Arzt für mehr als fünftausend Einwohner zuständig war! Gesundheit und Krankheit fallen nicht vom Himmel, sie liegen in unserer Verantwortung, auch wenn viele sie gern auf Ärzte und Apotheker abschieben möchten.

Fachleute sind sich heute darüber einig, dass eine falsche Ernährung Erkrankungen wie Arteriosklerose, Herzinfarkt, Diabetes mellitus, Bluthoch-

> Falsche Ernährung verursacht Krankheiten.

> Die häufigsten Ernährungsfehler sind eine zu hohe Zufuhr von Kalorien, Fett, Protein, Purin (unter anderem in Fleisch enthalten), Zucker und Kochsalz. Außerdem nehmen wir zu wenig Ballaststoffe, die vor allem in Obst, Gemüse und in Pilzen vorhanden sind, zu uns. Durch die industrielle Verarbeitung von Lebensmitteln wird deren Qualität noch zusätzlich wesentlich beeinträchtigt, so dass es nicht selten zu einer Unterversorgung mit lebensnotwendigen Nährstoffen und Vitaminen kommt.

Die häufigsten Ernährungsfehler

druck, Gallensteine, Gicht und sogar Krebs verursachen kann. Auch das Auftreten von Allergien, Depressionen und Migräneanfällen scheint in direkter Beziehung zum Ernährungsverhalten des Menschen zu stehen.

Diese Erkenntnisse und Einsichten sind heute fast schon Allgemeinwissen, und viele Menschen bemühen sich, ihre Ernährung entsprechend umzustellen: Sie essen weniger Fleisch, kaufen Biogemüse, sparen mit Salz und Zucker und essen vermehrt frisches Obst. Das sind ganz wichtige Schritte zu einer stabilen Gesundheit – ohne die auch eine »Pilztherapie« keine dauerhaften Erfolge bringen wird.

Entstehungsfaktoren vieler Krankheiten.

Weitere wichtige Entstehungsfaktoren vieler Krankheiten sind heute ebenfalls hinreichend bekannt: mangelnde Bewegung, zu wenig frische Luft, permanenter Stress und ein Zuviel an Alkohol, Nikotin und Koffein. Wer sich ernsthaft um eine bessere Gesundheit bemüht, wird nicht umhinkommen, diese Aspekte seines Lebens bewusst zu beachten und gegebenenfalls Veränderungen vorzunehmen. Auch das sind unverzichtbare Schritte in Richtung Heilung und stabiler Gesundheit. Vielleicht aber haben Sie auch schon längst damit begonnen. Dann treffen die chinesischen Heilpilze auf einen guten Nährboden und können ihre ganze Wirkkraft voll entfalten, die manchmal schon an Wunder grenzt.

Erst langsam dringt heute eine dritte Ursache für viele Krankheiten ins allgemeine Bewusstsein, die viel schwieriger zu erfassen ist. Es ist das subtile Zusammenwirken von geistig-seelischer Verfassung und körperlichen Symptomen. Da schlägt zum Beispiel jemandem der Ärger auf den Magen und er bekommt Bauchschmerzen. Ein anderer nimmt sich etwas zu sehr zu Herzen und klagt über Herzstiche: Der Volksmund hat diesen geheimnisvollen Zusammenhang von Körper und Geist längst erfasst. Dass diese Wechselwirkung besteht, ist unbestritten, doch steckt die Wissenschaft noch in den Anfängen, was eine genaue Erklärung betrifft.

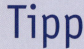

Krankheiten können also auch in einem Zusammenhang mit der gegenwärtigen Lebenssituation und nicht wirklich gelösten inneren oder äußeren Spannungen stehen. Es ist gut, sich auch dieser Betrachtung von Krankheit zu öffnen und gegebenenfalls psychologische Hilfe in Anspruch zu nehmen. Heilpilze können sehr viel bewirken, eine unglückliche Beziehung zum Beispiel werden sie jedoch nicht heilen.

Warum können Pilze heilen?

Für die Heilkraft von Pilzen gibt es mehrere Gründe. Zum Ersten konnte in zahlreichen Untersuchungen eindeutig nachgewiesen werden, dass Pilze unser Immunsystem ungewöhnlich stark anregen, stärken und regulieren. Ein gut funktionierendes Immunsystem aber ist der Schlüssel zu unserer Gesundheit. Tausenden von Keimen, also Bakterien oder mikroskopischen Pilzen, sowie Viren und unterschiedlichsten Umweltgiften sind wir täglich ausgesetzt. Ein kräftiges und gesundes Immunsystem sorgt dafür, dass wir das kaum merken und keinen Schaden daran nehmen.

Leider nehmen die Belastungen durch Umweltgifte und UV-Strahlen – denken Sie an das Ozonloch – immer weiter zu; insbesondere steigt dadurch das Krebsrisiko nachweislich. UV-Strahlen zum Beispiel besitzen sehr viel Energie, die in der Lage ist, die Zellen unserer Haut tief greifend zu schädigen. Geschädigte Zellen können dann zu Krebszellen degenerieren und Melanome (Hautkrebs) auslösen.

> Umweltbelastungen nehmen immer mehr zu.

Da Heilpilze das menschliche Immunsystem nachhaltig anregen und exzellent regulieren, sind sie hervorragend zur Vorbeugung geeignet. Denn nur wenn unsere Abwehr funktioniert, bleiben wir gesund. Die hohe und spezifische Wirksamkeit der chinesischen Heilpilze bei verschiedenen Krankheitsbildern hat aber noch einen weiteren Grund:

Pilze stärken unser Immunsystem

Unser Immunsystem ist zu großen Teilen im Verdauungstrakt lokalisiert. Im Darm sind große Teile unseres Abwehrsystems angesiedelt. Das Essen von Pilzen (beziehungsweise deren Trockenextrakten) ermöglicht eine unmittelbare direkte Wirkung insbesondere auf die Darmflora.

Und damit beginnt gleichsam ohne Umwege die Entgiftung und Wiederherstellung des natürlichen Gleichgewichtes der Mikroorganismen im Darm. Die Nahrung, die wir aufnehmen, kann uns jetzt wieder richtig nähren.

Pilze wie Reishi, Shiitake und Hericium haben des Weiteren antimikrobielle Eigenschaften und lösen antivirale Effekte aus, d. h. sie können Bakterien, Viren und andere »Störenfriede« direkt attackieren. Dies mag erklären, warum diese Heilpilze zum Beispiel mit großen Erfolgen bei Krebserkrankungen des Verdauungstraktes eingesetzt werden.

Der Shiitake hat antimikrobielle Eigenschaften.

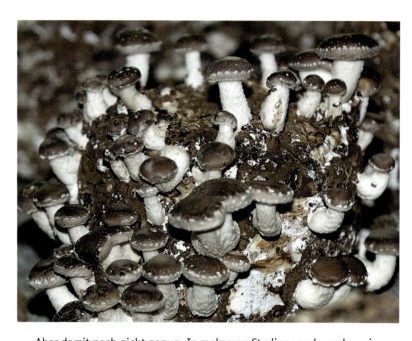

Pilze stimulieren unsere Killerzellen.

Aber damit noch nicht genug: In mehreren Studien wurde nachgewiesen, dass einige Pilze sekundäre Inhaltsstoffe enthalten, die die Produktion von natürlichen so genannten Killerzellen stimulieren (T-Lymphozyten, NK-Zellen, Interferon, Interleukin und Makrophagen). Diese Zellen bilden gleichsam eine Abwehrarmee gegen Krankheitserreger im Körper. An der Konzentration dieser Zellen kann man beim Erstellen eines Blutbildes die Abwehrlage des Körpers erkennen. Ist zum Beispiel die Anzahl der Lymphozyten sehr hoch, dann ist unser Körper in der Lage, sehr schnell Krankheitskeime zu finden und auszuschalten. Die unmittelbare Auswirkung ist eine gute Gesundheit und eine minimale Ansteckungsgefahr – selbst in der voll besetzten U-Bahn.

> Das Hauptaugenmerk der chinesischen Medizin wie auch der indischen Ayurvedamedizin liegt nicht auf der Analyse der Krankheit, sondern auf dem Verständnis von Gesundheit! Das ist ein fundamentaler Unterschied. Im alten China wurden Ärzte danach bezahlt, wie viele Menschen in ihrem Bezirk gesund waren. Je mehr Menschen krank waren und Behandlung beanspruchten, desto schlechter wurde der Arzt bezahlt. Bei uns ist heute genau das Gegenteil der Fall.

Wissenswert

Neben diesen heute wissenschaftlich nachweisbaren und erklärbaren Gründen, warum die chinesischen Heilpilze bei den Patienten eine so große Wirkung haben, gibt es noch einen sehr wichtigen anderen Aspekt, der mit der speziellen Erfahrungswelt und Sichtweise der chinesischen Medizin zu tun hat.

Die Grundannahme der chinesischen Medizin ist, dass Krankeiten weder bei Tieren noch bei Pflanzen, die sich der Natur überlassen, auftreten. Es gibt nur Wachstum, Reife, Wandel und Tod. Das Leben als solches ist gesund und scheint über perfekte Regulierungsmechanismen zu verfügen, die diesen Zustand bewahren oder immer wieder herstellen können. Diese geheimnisvolle ordnende Intelligenz nennt man in China »Tao«. Chinesen haben eine wesentlich ausgeprägtere Fähigkeit zu spüren, ob etwas im eigenen Leben und Körper stimmt oder nicht stimmt. Chinesische Ärzte überlassen es zum Beispiel oft dem Gefühl des Patienten herauszuspüren, welche Arzneidosis für ihn optimal ist.

Ying und Yang sollten im Gleichgewicht sein.

Der Zustand »Gesundheit« ist in der Lehre der chinesischen Medizin der natürliche Zustand des Menschen und das Ergebnis eines ausbalancierten Verhältnisses der beiden großen gegensätzlichen Kräfte, die überall wirken, Yin und Yang. Yin steht für eine aktive gestaltende Energie, Yang für eine eher passive empfangende weibliche Energie: Sonne und Mond, Tag und Nacht, Arbeit und Ruhe, Klang und Stille, Feuer und Wasser, sauer und süß, fest und flüssig usw.

Alles Leben pulsiert im ständigen Wechselspiel dieser beiden Grundschwingungen, die auch den menschlichen Körper durchdringen. Ist das Verhältnis dieser Kräfte aus dem Lot oder kann der Körper diese Energien aufgrund von Verspannungen nicht ungehindert fließen lassen, bildet sich ein gestörtes energetisches Feld, in dem sich Krankheiten entwickeln und etablieren können. In der chinesischen Medizin versucht man insbesondere, durch den Einsatz von Akupunktur die Energieblockaden im Körper wieder aufzulösen. Seit einiger Zeit sind noch mehr Formen der chinesischen Gesundheitskultur auch bei uns bekannt geworden und werden mit Erfolg eingesetzt, zum Beispiel Qigong oder Feng Shui. Doch was hat das nun mit Heilpilzen zu tun?

Akupunktur kann Energieblockaden auflösen.

Die chinesischen Heilpilze scheinen eine ganz außergewöhnliche Wirkung auf die Ausbalancierung der Energieverhältnisse im Körper haben. Sie werden das sofort spüren, wenn Sie zum Beispiel ein Shiitake-Gericht zu sich genommen haben: Irgendwie fühlen Sie sich ausgeglichener, besser geerdet und angenehm belebt. Es ist nicht das schwere Gefühl wie nach einer Fleischmahlzeit und auch nicht das leichte Gefühl wie nach einer Salatmahlzeit, sondern genau dazwischen. Probieren Sie es aus.

»Das Tao ist alles.«

Warum das so ist? Ein Chinese würde vermutlich dazu sagen: Es ist das große Tao, das in den Pilzen besonders wirkt. Vielleicht braucht man auch gar nicht mehr dazu sagen – schon der weise Laotse bemerkte: »Das Tao ist alles, aber alles, was du über das Tao sagen kannst, ist nicht das Tao.«

Dennoch ist auch die moderne Wissenschaft dieser außerordentlichen Wirkung auf der Spur. Durch moderne Analyseverfahren ist es heutzutage möglich, sämtliche Inhaltsstoffe der Pilze zu bestimmen. Damit kann auch die Gesundheitswirkung ganz wissenschaftlich untermauert werden.

Pilze sind wahre Vitaminbomben

Der Austernpilz hat den höchsten Vitamingehalt.

Vitamine sind essenzielle Wirkstoffe in der Ernährung des Menschen. Vita ist lateinisch und heißt Leben. Da der menschliche Körper die meisten Vitamine nicht selbst herstellen kann, müssen die fettlöslichen Vitamine Retinol (A), Calziferol (D) und Tocopherol (E) sowie die wasserlöslichen Vitamine Thiamin (B_1), Riboflavin (B_2-Gruppe), Niacin (B_2-Gruppe), Pyridoxin (B_6), Cyanocobalamin (B_{12}), Folsäure, Pantothensäure, Biotin (H), Vitamin K und Ascorbinsäure (C) mit der Nahrung zugeführt werden. Im Champignon sind beträchtliche Mengen an Riboflavin, Niacin und Pantothensäure enthalten. Nachgewiesen wurden auch Thiamin, Vitamin C und K sowie Biotin. In der folgenden Tabelle sind die Gehalte an ausgewählten Vitaminen verschiedener Kulturspeisepilze dargestellt. Der Austernpilz weist dabei die jeweils höchsten Gehalte auf.

Vitamingehalte ausgewählter Kulturspeisepilze

Pilz	Vitamin C	Thiamin (B_1)	Niacin (B_2-Gruppe)	Riboflavin (B_2-Gruppe)	Pantothensäure	Folsäure
Champignon	53	1,07	55,9	4,7	22,5	0,268
Austernpilz	111	1,75	60,0	6,6	21,1	1,278
Shiitake	–	0,40	11,9	0,9	–	–
Schopftintling	74	0,65	38,6	2,5	–	–

Angaben in mg pro 100 g Trockensubstanz
– = keine Angabe

Man kann erkennen, dass besonders die B-Vitamine reichlich in Pilzen vorkommen. Sie sind für ein gesundes Nervenkostüm wichtig, für unsere Haare und für schöne Haut. Sie sind für die Zellteilung und auch für die Blutbildung unentbehrlich. In Gemüse ist diese Gruppe nur sehr selten ausreichend enthalten.

Pilze versorgen uns mit Mineralstoffen und Spurenelementen

Wie bereits erwähnt, können Pilze wie Schwämme außergewöhnlich große Mengen an wichtigen Mineralstoffen und Spurenelementen aufnehmen. In diesem Zusammenhang muss ganz besonders betont werden, wie wichtig gerade der kontrolliert biologische Anbau der Pilze ist. Denn der Pilz nimmt während des Reifens natürlich solche Stoffe auf, die in seiner Nährunterlage oder in der umgebenden Luft vorhanden sind. Im Gegensatz zu dem anzustrebenden Effekt der sinnvollen Nahrungsergänzung mit getrockneten Pilzen werden Pilze nämlich auch sehr erfolgreich zur Bodenentseuchung (z. B. bei Schwermetallverseuchung) eingesetzt.

In Pilzen sind vor allem Kalium, Phosphor und Magnesium enthalten. Aufgrund des günstigen Kalium-Natrium Verhältnisses sind Pilze für eine streng natriumarme Diät, z. B. bei Bluthochdruck sehr geeignet. Pilze gehören zu den kaliumreichen Lebensmitteln und können als Kaliumspender bei Magen- und Darmerkrankungen eingesetzt werden. Neben Kalium ist Phosphor mit Gehalten von 64–150 mg pro 100 g Frischpilz der quantitativ wichtigste Mineralstoff. Dagegen ist der Kalziumgehalt (1–40 mg pro 100 g Frischpilz) eher gering.

Pilze enthalten Kalium, Phosphor und Magnesium.

Eisen (Fe) und die Spurenelemente Mangan (Mn), Zink, (Zn), Selen (Se), Chrom (Cr) Kupfer (Cu), Molybdän (Mo), Bor (B) und das Germanium (Ge) finden sich ebenfalls in Pilzen. Es wurde nachgewiesen, dass einige Pilze Germanium akkumulieren und diese Pilze eine pharmakologische Aktivität besitzen. Germanium kann nützlich und giftig für den Menschen sein. So zeigte eine bestimmte organische Germaniumverbindung (Ge 123) aus Pilzen eine deutliche Antitumorwirkung.

Die Mineralstoffe und Spurenelemente erfüllen spezielle Funktionen im menschlichen Organismus. Diese sind in den folgenden Tabellen genannt, dabei wird die empfohlene Tagesdosis mit aufgeführt. Dieses hochinteressante Gebiet, dessen Verständnis erst in den letzten Jahren mit zunehmender Verbesserung der analytischen Erfassung von Spurenelementen gewachsen ist, bedarf weiterer Forschung. Beispielsweise ist es wichtig, inwieweit welche Spurenelemente über das Substrat von Kulturpilzen aufgenommen werden können und wie sie gegebenenfalls richtig dosiert werden können. Pilze enthalten viele lebensnotwendige Spurenelemente.

Mineralstoffe und Spurenelemente erfüllen spezielle Funktionen.

Wichtige Mineralstoffe und ihre Funktion		
Element	*Funktion*	*Tagesbedarf*
Kalium	Aufrechterhaltung des elektrischen Potenzials der Zellen, Herz- und Muskelfunktionen	2 – 5 g
Natrium	Regulierung des Wasserhaushalts	1 – 3 g
Kalzium	Knochen- und Zahnbildung, Reizbarkeit der Nerven, Muskelkontraktion, Blutgerinnung	0,7 – 0,8 g
Eisen	Sauerstoff- und Kohlendioxidtransport des Blutes	10 – 15 mg
Magnesium	Muskelfunktion, Stoffwechselenzyme, Nerven, gesunde Knochen und Zähne	0,3 – 0,45 g
Phosphor	Umwandlung und Speicherung von Energie in Zellen, Muskelfunktion, Funktion einiger Enzyme, Absorption einiger Nährstoffe im Darm, gesunde Knochen	0,8 – 1,2 g

Ausgewählte Spurenelemente und ihre Funktion		
Spurenelement	*Funktion*	*Tagesbedarf*
Mangan	Steuerung des Wachstums, Funktion vieler Enzyme, Nerven und Muskeln, starke, gesunde Knochen	2,5 mg
Zink	Funktion vieler Enzyme, Freisetzung von Insulin und Vitamin A, Fortpflanzung, Abheilen von Wunden	15 – 25 mg
Kupfer	Bildung roter Blutkörperchen, Enzyme, Knochenwachstum	0,05 – 0,2 mg
Selen	Zellschutzfaktor, Antioxidanzie, Krebsschutz	0,005 – 0,0075 mg
Molybdän	Schutz gegen Karies, Eisenstoffwechsel, männliche Sexualfunktionen	0,15 – 0,5 mg

Pilze enthalten wichtige Ballaststoffe

Ballaststoffe sind hochmolekulare Substanzen, die vom menschlichen Organismus nicht verdaut und absorbiert werden können. ß-Glucane, Chitin und Heteropolysaccharide (Pektin, Hemizellulose, Polyuronide) sind zu 10 – 50 % (bezogen auf die Trockenmasse; 2 – 6 g in 100 g Frischpilzen) in Pilzen enthalten. Pilze eignen sich demnach exzellent für eine kalorienarme Ernährung und als funktionelle Nahrung.

Einige Ballaststoffe wie z. B. ß-Glucan zeigen Antitumoreffekte. Diese pharmakologischen Effekte sind sehr wahrscheinlich auf die Eigenschaft der Ballaststoffe zurückzuführen, gefährliche Substanzen wie z. B. krebserregende Stoffe absorbieren zu können. Die Ballaststoffe verhindern so die Aufnahme dieser Stoffe im Verdauungstrakt. Ein ergänzender Effekt wird durch die Unterstützung der Ausscheidung (abführende Wirkung) durch Ballaststoffe erzielt. Damit verringert sich die Verweildauer der Exkrete im Darm, was Darmkrebs reduziert.

> Einige Ballaststoffe zeigen Antitumoreffekte.

Pilze bestehen aus wertvollen Eiweißen

Die so genannten höheren Pilze sind Organismen mit bedeutendem Eiweißgehalt. Oft hört man jedoch, das Pilzeiweiß sei für den Menschen nicht besonders gut verträglich. Das ist bei einigen Menschen tatsächlich der Fall, da die Eiweiße in Pilzen nicht für alle verdaulich sind und es dadurch zu Beschwerden bei der Verarbeitung im Magen kommt. Das betrifft ungefähr 1 % der Bevölkerung.

> Eiweiße sind lebensnotwendig.

Eiweiße sind ein lebensnotwendiger Bestandteil unserer Nahrung. Wir nehmen unsere Energie aus drei Nahrungskomponenten zu uns: Eiweißen, Kohlehydraten und Fetten. Bekanntermaßen essen wir genügend Fett: Ein Gramm davon liefert mehr als 9 kcal. Der Kohlehydrat- und Eiweißanteil

> **Wissenswert**
>
> Eiweiße sind komplexe Moleküle, die aus Aminosäuren aufgebaut werden. Von diesen Aminosäuren gibt es acht essenzielle, also lebensnotwendige. Diese kann der Körper nicht selbst herstellen und muss sie mit der Nahrung aufnehmen. Es gibt noch etwa 20 nicht essenzielle Aminosäuren, also solche, die wir selbst herstellen können. Und hier liegt das Problem: Eiweiß nehmen wir normalerweise genügend auf, jedoch nicht die Eiweißbausteine, die wir am meisten benötigen, eben diese essenziellen.

Pilze enthalten bis zu 30 % Eiweiß.

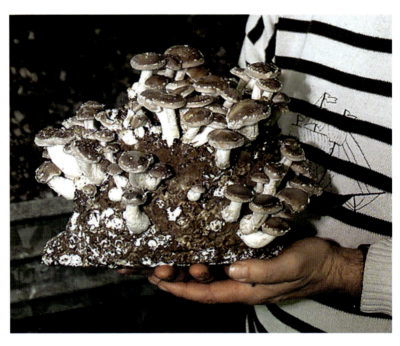

unserer Nahrung dagegen sollte höher liegen, obwohl beide Substanzgruppen nur 4,9 kcal pro Gramm liefern. Wir benötigen Eiweiße z. B. zum Muskelaufbau, und zahlreiche Enzyme, also alle Hilfsstoffe, die unseren Organismus am Laufen halten. Sie bestehen aus Eiweißkomponenten.

Wir bekommen Eiweiß reichlich aus Fleisch, Wurst, Eiern und Milch. Bei Gemüse sieht es mit der Eiweißversorgung schon sehr mager aus. Wollen wir uns gesund und abwechslungsreich ernähren und auf die zum großen Teil zusammen mit viel Fett vorkommenden Eiweiße aus tierischen Produkten wie Fleisch und Käse mehr und mehr verzichten, so können wir Pilze als Quelle von Eiweißen nutzen. Fast alle Pilze enthalten die acht lebensnotwendigen Aminosäuren, die der Körper braucht, um seine körpereigenen Eiweiße (z. B. auch viele Enzyme) selber zu produzieren. Mengenmäßig ist auch in den Pilzen das Eiweiß nicht im Übermaß vorhanden, jedoch ist es nicht mit Fett »vergesellschaftet«: Pilze sind energiearm. Und die Qualität seines Eiweißes ist als sehr hoch einzustufen.

Die Eiweißqualität von Pilzen ist hoch.

In reifen Fruchtkörpern der höheren Pilze kommt übrigens das meiste Eiweiß in seiner besten Qualität vor. Diese ausgereiften Fruchtkörper werden zu den Kapseln verarbeitet, die der Nahrungsergänzung dienen.

Zurück zur Verdaulichkeit: Eiweiß aus dem Pleurotus, dem Austernseitling, ist zu etwa 92 % für den Menschen verdaulich, bei anderen Pilzen liegt der

Wert in ähnlich hohen Bereichen. Aus ernährungsphysiologischer Sicht ist das Verhältnis von verdaulichem und unverdaulichem Eiweiß von entscheidender Bedeutung. Sehr große, überreife Fruchtkörper weisen einen höheren Anteil an unverdaulichem Eiweiß auf und verursachen womöglich bei empfindlichen Menschen Beschwerden, ebenso unausgereifte Exemplare.

Je nach Stamm und Art enthalten Pilze einen Eiweißgehalt von bis zu 30 % in der Trockenmasse. Doch zusammenfassend lässt sich sagen: Nicht die Menge macht's, sondern die Qualität. Auch die essenziellen Aminosäuren sind in allen Pilzen enthalten, entweder alle acht oder zumindest sieben. Insgesamt liegt die Eiweißqualität von Pilzen damit erheblich über der anderer pflanzlicher Nahrungsmittel.

Pilze können heilen

Bereits mehrfach wurde darauf hingewiesen, dass bestimmte Pilze in der chinesischen Medizin schon seit Jahrtausenden sehr wirksam bei der Linderung oder Heilung zahlreicher Krankheiten oder Beschwerden eingesetzt werden. Aber auch in der heutigen Zeit haben sie bei der Bekämpfung von Verdauungsproblemen, Gelenkschmerzen, Allergien und Übergewicht, bei der Senkung des Cholesterinspiegels, der Blutdruck- und Blutzuckerregulierung, bei Entzündungen der Leber und Milz sowie des Magens und der Bauchspeicheldrüse, bei Angstzuständen, Depressionen und vielen anderen Krankheiten einen festen Platz in der Therapie. Sogar im Kampf gegen Krebserkrankungen zeigen sich Erfolge.

Pilze finden vielfache Anwendungsmöglichkeiten.

Warum können Pilze heilen? Dafür gibt es mehrere Gründe. Zum Ersten konnte nachgewiesen werden, dass Pilze unser Immunsystem stimulieren, stärken und regulieren. Ein gut funktionierendes Immunsystem ist der Schlüssel zu unserer Gesundheit. Tausenden von Keimen, also Bakterien oder mikroskopischen Pilzen, aber auch Viren und unterschiedlichsten Umwelt-

> Nur wenn unsere Abwehr funktioniert, bleiben wir gesund. Das Immunsystem ist teilweise im Darm lokalisiert. Pilze stärken die gesunde Darmfauna, fördern die Verdauung, entgiften und bewahren das natürliche Gleichgewicht an Mikroorganismen im Darm. Pilze wie Reishi, Shiitake und Hericium stimulieren nicht nur unser Immunsystem, sie haben auch antimikrobielle und antivirale Eigenschaften, sie können Bakterien und Viren also direkt attackieren.

Unser Immunsystem

Geschädigte Zellen können zu Hautkrebs führen.

giften sind wir täglich mehrfach ausgesetzt. Unser Immunsystem sorgt dafür, dass wir das kaum merken.

Die Belastungen durch Umweltgifte und UV-Strahlen, durch Ozon, Dioxin u. a. sind leider immer weiter steigend und erhöhen das Krebsrisiko nachweislich. UV-Strahlen beispielsweise besitzen sehr viel Energie, die in der Lage ist, die Zellen unserer Haut zu schädigen. Freie Sauerstoffradikale entstehen, wenn unser Körper diese nicht unschädlich machen kann, z. B. durch bestimmte Entsorgungsenzyme. Dann können geschädigte Zellen zu Krebszellen degenerieren und Melanome entstehen (Hautkrebs).

Die Unterstützung des Immunsystems funktioniert jedoch nicht nur direkt, sondern insbesondere indirekt, d. h. die »Angreifer« werden nicht direkt abgetötet. Nachgewiesen wurde, dass einige Pilze sekundäre Inhaltsstoffe enthalten, die die Produktion von T-Lymphozyten und NK-Zellen stimulieren. T-Lymphozyten werden auch T-Helfer-Zellen genannt. Sie bilden eine Abwehrarmee gegen Krankheitserreger. An der Konzentration dieser Zellen kann man beim Erstellen eines Blutbildes die Abwehrlage des Körpers erkennen. Steigt die Anzahl der Lymphozyten an, ist unser Körper in der Lage, die Krankheitskeime schneller zu finden und zu eliminieren.

T-Lymphozyten sind unsere Abwehrarmee.

Erst nach und nach ist die Wissenschaft in der Lage, solche Bioaktivstoffe aus Pilzen zu isolieren und ihre speziellen Wirkungen im Einzelnen oder in der Gesamtheit aufzuzeigen. Im Folgenden werden nun die wichtigsten Heilpilze vorgestellt. Dabei wird auch genauer auf bereits bekannte Bioaktivstoffe und ihre Wirkungen eingegangen.

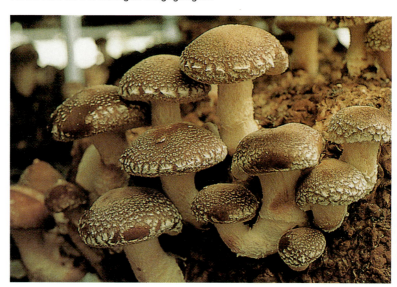

Der Shiitake ist seit 2000 Jahren als Heilmittel bekannt.

Die wichtigsten Heilpilze und ihre Wirkungen

Seit Jahrtausenden verwendet die traditionelle chinesische Medizin Pilze zur Behandlung von Erkrankungen. Dabei haben sich einige Arten als besonders wirkungsvoll herausgestellt. Fünf außerordentlich bedeutende Pilze sind: der Shiitake, der Reishi, der Affenkopfpilz, der Maitake und das Judasohr. Wegen des Einsatzes bei schweren Erkrankungen sind hier auch der Schopftintling und der Eichhase mit aufgeführt.

Diese Pilze kommen hauptsächlich aus dem asiatischen Raum, jedoch wachsen z. B. der Schopftintling und der Eichhase auch bei uns. In Mitteleuropa wurden jedoch nie Erfahrungen gesammelt, diese Arten bei Krankheitsbehandlungen einzusetzen. Dieses Wissen stammt ausschließlich aus der traditionellen chinesischen Medizin und wird auch heute vor allem in Japan und China weiter untersucht.

Die Pilze bilden innerhalb der Pflanzen ein eigenes Reich, ihr Artenspektrum ist so vielfältig wie das anderer Pflanzen. Es werden noch weitere Pilze zu Heilzwecken eingesetzt, jedoch würde eine Übersicht über alle Arten den Rahmen dieses Buches sprengen.

Pilze bilden ein eigenes Reich.

Der Shiitake

»Ich bin seit 30 Jahren selbständig (...) erhielt Bypass-Operation mit dem Ergebnis, dass sich die Herzschmerzen verschlimmerten, und konsumierte Unmengen von Medikamenten wie Betablocker, Nitropräparate und Diuretika. Seit gut einem Jahr esse ich Shiitake-Pilze in der praktischen Kapselform: Die Schmerzen sind verschwunden, der Blutdruck ist normal. Die Medikamente habe ich abgesetzt und bin wieder meinem Alter entsprechend leistungsfähig.«
Herr K. aus Hannover, 59 Jahre

Der Shiitake (Lentinula edodes) wird als König der Pilze bezeichnet und ist nach dem Champignon der meistverzehrte Pilz der Welt.

Der Shiitake ist ein Weißfäulepilz, der ausschließlich auf abgestorbenem Holz von Eichen, Buchen und Kastanien lebt. In China und Japan ist er seit 2000 Jahren als Leckerbissen und hervorragendes Heilmittel bekannt. Seit Anfang der 70er Jahre wurde der Shiitake zunehmend auch bei uns und in Nordamerika sehr beliebt. Er riecht knoblauchartig und ist auch in getrocknetem Zustand sehr würzig.

Der Shiitake hat einen hell- bis dunkelbraunen Hut mit 5 – 12 cm Durchmesser. Seine Lamellen sind weiß oder zartgelb, sein Fleisch ist weiß und fest.

Eine genaue Analyse der Inhaltsstoffe ergab, dass in 100 g Trockensubstanz 0,4 mg Vitamin B_1, 0,8 mg Vitamin B_2 und 12 mg Niacin enthalten sind. Außerdem enthält der Pilz Ergosterol (Provitamin D), die Mineralstoffe Kalium, Kalzium, Phosphor sowie die Spurenelemente Eisen und Zink. Im Fruchtkörper sind sieben der acht für den Menschen lebenswichtigen Aminosäuren enthalten sowie der Bioaktivstoff Eritadenin. Eritadenin fördert die Umwandlung des schädlichen Blutfettes LDL-Cholesterin zu HDL-Cholesterin und wirkt somit der Arteriosklerose entgegen.

Aus dem Fruchtkörper, dem oberirdischen und essbaren Teil und auch aus dem Myzel, den unterirdischen Pilzfäden des Shiitake-Pilzes, konnten so genannte Polysaccharide, das sind Vielfachzucker, isoliert werden. Ein bestimmtes Polysaccharid, das Lentinan, aktiviert die Reaktion des Immunsystems und wirkt somit offensichtlich hemmend auf das Wachstum von Tumoren. Auch steigert es nachweislich die Insulinproduktion. Für die Behandlung von Magenkrebs ist Lentinan in Japan bereits ein zugelassenes Medikament.

Es wird angenommen, dass der Shiitake vor allem bei Krebs der Verdauungsorgane einschließlich der Leber und Bauchspeicheldrüse sowie bei Lungen- und Eierstockkrebs wirksam ist. Er stimuliert das Immunsystem und hat antivirale (gegen Viren wirkende), hepatoprotektive (die Leber schützende) und cholesterinsenkende Eigenschaften.

Japanische Forschungsergebnisse aus den 60er und 70er Jahren zeigen, dass der Shiitake bei schlechter Abwehrlage, Migräne, mangelnder Durchblutung, Raucherbein, Schlaganfall, Gicht, Rheuma, bei chronischem Müdigkeitssyndrom, Leberzirrhose, Hepatitis B, Magengeschwür, Diabetes, Allergien, Autoimmunerkrankungen und Tumoren sehr wirkungsvoll eingesetzt werden kann.

Die unterirdischen Pilzfäden heißen Myzel.

Schon im alten China wurde der Shiitake wegen seiner legendären Heilwirkungen geschätzt. Ein Arzt der Ming-Dynastie (1368 – 1644) schrieb: »Dieser Pilz ist ein Mittel für die Bewahrung der Gesundheit, heilt Erkältungen und stimuliert den Kreislauf.«

Wissenswert

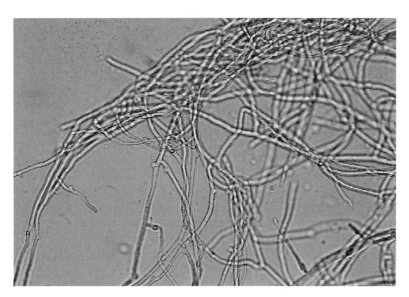

Ein Myzel im Lichtmikroskop.

Auch Erfahrungen aus heutiger Zeit zeigen, dass durch die positive Beeinflussung der Blutfettwerte (Senkung der Triglyceride und des LDL-Cholesterins, Erhöhung des HDL-Cholesterins) Arteriosklerose vorgebeugt werden kann, dass zu hohe Harnsäurespiegel gesenkt werden und dass die Durchblutung verbessert wird. Dies hat wiederum positive Auswirkungen auf Erkrankungen wie Migräne und Schlaganfall.

Eine Ernährung mit Shiitake hat sich als wirksam erwiesen bei:

- Arteriosklerose,
- Senkung der Werte von LDL-Cholesterin und Triglyceriden,
- Erhöhung des HDL-Cholesterin-Werts,
- Senkung des Harnsäurespiegels,
- Bluthochdruck,
- Gicht,
- Arthritis,
- Migräne,
- Rheuma,
- chronisches Müdigkeitssyndrom,
- Leberzirrhose,
- Hepatitis B,
- Magengeschwüren,
- Diabetes mellitus,

- Allergien,
- Autoimmunkrankheiten,
- Tumorerkrankungen.

»Seit 27 Jahren leide ich unter einer Fettstoffwechselstörung. Schon als ich 18 war, bekam ich zu meinen Blutfettwerten zu hören: LDL und Triglyceride erhöht, HDL zu niedrig. Ich kann kaum noch sagen, wie viele Medikamente ich seitdem zur Regulierung des Cholesterinspiegels eingenommen habe. Weil ich unter den Nebenwirkungen litt, musste ich immer wieder zu einem anderen Präparat wechseln. Zufällig erfuhr ich von einem Bekannten mit ähnlichen Problemen vom Shiitake-Pilz. Nach zweimonatiger Einnahme der Shiitake-Kapseln haben sich meine Bluttfettwerte deutlich verbessert. Der Gesamtcholesterinspiegel sank von 313 auf 297, der HDL-Wert erhöhte sich um 10 Punkte von 35 auf 45, die Triglyceride auf 182 und der LDL-Wert sank von einem nicht mehr messbar hohen Wert auf 182, Medikamente lasse ich weg.«

Herr M. aus Solingen, 45 Jahre

Der Reishi

»Ich litt schon lange an Bronchialasthma. Mit nur drei Gläsern Reishi habe ich mein Asthmaproblem in den Griff bekommen, kann heute wieder normal atmen und ohne diese Erstickungsängste leben.«

Frau S. aus Salzgitter

Der Reishi ist kein Speisepilz.

Der Reishi (Ganoderma lucidum) wird wegen seines Äußeren auch glänzender Lackporling genannt. In der chinesischen und japanischen Volksmedizin steht der Reishi als Heilmittel bereits seit über 4000 Jahren hoch im Kurs. Dieser außergewöhnliche Pilz, von der Natur mit zahlreichen Heilwirkungen ausgestattet, wird ausschließlich zu Heilzwecken angebaut. Er gehört ausnahmsweise nicht zu den Speisepilzen, da das Fruchtfleisch extrem hart und nicht wohlschmeckend ist.

Der Reishi kommt auch in Europa in Auenwäldern, Hainbuchenwäldern und in trockenwarmen Eichenwäldern vor. Im Jugendstadium sieht der Reishi wie ein rötlicher Finger aus, der aus den Hölzern ragt, immer länger wird, sich verzweigt und am Ende einen flachen Hut bildet. Die Farben des Fruchtkörpers können von orangerot bis schwarz variieren. Der Fruchtkörper wächst sehr langsam heran.

Viele Heilpraktiker und naturheilkundlich orientierte Ärzte in Deutschland setzen den Reishi-Pilz bereits erfolgreich ein. Das Wissen um seine Wirkungen kommt auch hier aus China. Vor allem wird ihm nachgesagt,

Der Reishi

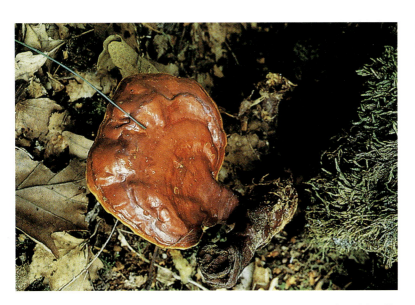

Der Reishi wird seit 4000 Jahren als Heilmittel verwendet.

ein Krebsheilmittel zu sein. Neben heilenden werden ihm auch spirituelle Wirkungen zugeschrieben.

In China wird der Reishi »Ling Zhi« genannt. Ling Zhi bedeutet so viel wie »Geist-Pflanze« bzw. »Pflanze der Unsterblichkeit«. »Zhi« wird auch als »göttliches Heilkraut« übersetzt.

Chinas berühmtestes Buch über Naturgeschichte aus dem Jahre 1578 erzählt, dass der regelmäßige Verzehr von »Ling Zhi« zur Gewichtsreduktion führe und die Lebenserwartung erhöhe. Im Orient wird er auch als Talisman benutzt und soll Menschen vor Unglück schützen.

Bei den folgenden Krankheiten wirkt der Reishi positiv auf die Heilung: Nervenschwäche, Atemnot, Schlaflosigkeit, chronischer Hepatitis, Nierenbeckenentzündung, hohem Serumcholesterin, Bluthochdruck, koronarer Herzkrankheit, Mangel an weißen Blutkörperchen, Schnupfen, Bronchitis, Asthma, Krankheiten des Magens und des Zwölffingerdarms. Darüber hinaus werden ihm antiallergische Wirkungen nachgesagt. In Japan ist der Reishi als Medikament zugelassen.

Der Reishi ist in Japan als Medikament zugelassen.

Der Reishi gilt als Symbol für Glück, langes Leben und sogar Unsterblichkeit, daher ist er auch auf vielen Zeichnungen, Teppichen sowie auf chinesischem Porzellan abgebildet.

Wissenswert

Damit ist eine außerordentlich breite Palette von Anwendungsmöglichkeiten des Heilpilzes bekannt: Das Fruchtkörperpulver wird bei Asthma sowie chronischer Bronchitis wirksam und kann die Leber schützen. Die Bildung der weißen Blutkörperchen sowie der Blutplättchen wird angeregt, außerdem kann der Reishi eine Senkung der Blutfette bewirken und bei Herzschmerzen und Herzschwäche heilsam sein. Er wirkt beruhigend und wird in der Rekonvaleszenz angewendet.

Bei Anzeichen wie Mangelmüdigkeit, Husten, Schlaflosigkeit, Verdauungsstörungen und Herzrhythmusstörungen wird der Reishi ebenfalls verwendet. Auch bei chronischer Tracheitis (Luftröhrenentzündung), Bronchialasthma, Leukozytopenie (Mangel an weißen Blutkörperchen), verengten Herzkranzgefäßen kann Reishi Linderung bringen.

Untersuchungen ergaben auch, dass der Reishi beruhigend auf das zentrale Nervensystem einwirkt und somit besonders gut bei Schlaflosigkeit angewendet werden kann. Dabei wurden sowohl die Einschlafgeschwindigkeit als auch die Gesamtschlafdauer verbessert.

Kürzlich durchgeführte Studien belegen die Wirksamkeit bei chronischer Bronchitis, Brochialasthma und verschiedenen anderen allergischen Erkrankungen. Reishi ist ebenso hilfreich bei Nahrungsmittelempfindlichkeiten und Neurodermitis.

Weitere Untersuchungen haben ergeben, dass der Reishi besondere Schutzfunktionen bei Nikotinmissbrauch hat. Die durch Rauchen bedingten Krankheitssymptome konnten bis auf 25 % reduziert werden. Durch die verbesserte Sauerstoffaufnahme des Blutes bei der Verabreichung von Reishi werden auch die Überlebenschancen bei der Bergkrankheit wesentlich erhöht. Diesen Umstand nutzt vor allem das japanische und chinesische Militär. Gebirgsjägern gab man Reishi zur Leistungssteigerung; bei 97,5 % der Soldaten trat die Bergkrankheit durch die erhöhte Toleranz gegenüber Sauerstoffmangel nicht mehr auf.

In mehreren Studien konnte auch eine deutliche Verbesserung der Durchblutung des Gehirns und des Herzmuskels festgestellt werden, der Reishi ist also auch bei Herzschwäche einzusetzen. Eine Hauptursache der Herzschwäche ist ein Mangel an Biovitalstoffen (Vitamine, Aminosäuren, Enzyme und Mineralstoffe) in den Herzmuskelzellen, die für die Pumpfunktion und damit für eine optimale Blutzirkulation verantwortlich sind. Besonders diese wichtigen Bioenergiestoffe für die Herzmuskeln sind im Reishi enthalten.

Zusammenfassend kann gesagt werden, dass der Reishi wahrlich ein Pilz mit ganz außergewöhnlichen Wirkungen ist und seiner Verehrung als »göttliches Heilkraut« durchaus gerecht wird.

Die Ernährung mit Reishi hat sich als wirksam erwiesen bei:

- Asthma,
- Allergien,
- chronischer Tracheitis (Luftröhrenentzündung),
- Bronchialasthma,
- Leukozytopenie (Verminderung weißer Blutkörperchen),
- Regulierung der Blutfettwerte,
- Nervenschwäche,
- Schlaflosigkeit,
- Krankheiten des Magens und Zwölffingerdarms,
- Verdauungsstörungen
- sowie als Herzstärkungsmittel (z. B. bei Herzrhythmusstörungen) und als Leberschutzmittel.

Auf der Suche nach natürlichen, wirkungsvollen Maßnahmen, wurde eine Selbsthilfegruppe von Eltern neurodermitiskranker Kinder bei Linz auf den Reishi Pilz aufmerksam. Von 100 an Neurodermitis erkrankten Kindern reagierten 80 % positiv auf die Einnahme von Reishi, das heißt, die Neurodermitis bildete sich nach und nach zurück. Das Hautbild normalisierte sich innerhalb von drei Monaten.

Der Affenkopfpilz

»Schon im Alter von 12 Jahren wurde ich wegen Magenbeschwerden behandelt. Doch weder die Rollkuren von damals noch die vielen Säfte und Tabletten, die ich im Laufe der Jahre eingenommen habe, konnten mir dauerhaft helfen. Völlegefühl und regelrechte Magenkoliken machten mir vor allem im Frühjahr und Herbst zu schaffen. Ich bekam Sodbrennen, und die aufsteigende Magensäure griff die Speiseröhre an. Schon nach kurzer Einnahmezeit von Hericium-Kapseln ging es mir viel besser. Ich habe seitdem weder Magenschmerzen noch Probleme mit der Speiseröhre.«
Herr B. aus Kassel, 32 Jahre

Der Affenkopfpilz, auch Hericium (Hericium erinaceus), wird wegen seiner äußeren Gestalt auch Igelstachelbart genannt. Der Pilz wächst auf rottenden Harthölzern wie Ulmen, Eichen und Buchen sowie japanischer Walnuss. Hericium gehört zu den Weißfäulepilzen, die das Holz zerstören.

Wenn er luftgetrocknet ist und als Medizin verwendet wird, ist sein Name »Houtou«. Im Deutschen wird er als Affenkopfpilz bezeichnet. Das ist die

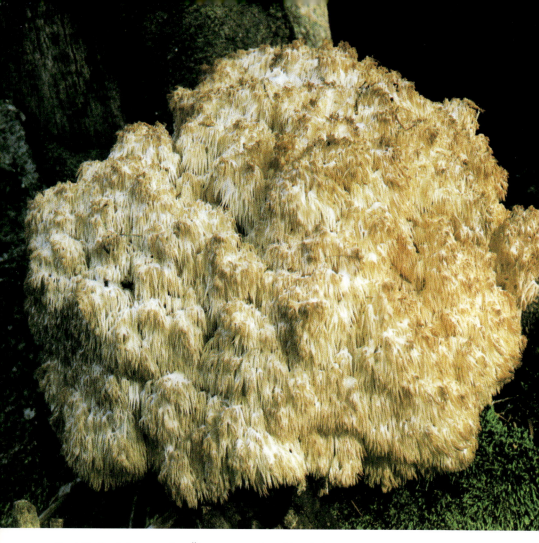

Der Affenkopfpilz wird auch Igelstachelbart genannt.

Der Affenkopfpilz enthält alle acht essenziellen Aminosäuren.

exakte Übersetzung der chinesischen Schriftzeichen, denn es gibt in China Affen, die so behaart sind, dass man kein Gesicht erkennen kann. Das Aussehen des Pilzes erinnert daran.

Die Fruchtkörper sind kuglig, ähnlich einem Bovist, manchmal auch verzweigt und rundherum mit weichen Stacheln besetzt. Das Fruchtfleisch sowie die Sporen sind cremefarben oder weiß oder haben einen leicht rötlichen Ton.

Der Affenkopfpilz enthält eine Vielzahl von Biovitalstoffen. Alle acht für den Menschen lebensnotwendigen Aminosäuren sind darin enthalten. Der Fruchtkörper verfügt insgesamt über 19 freie Aminosäuren.

Wichtig für die menschliche Ernährung sind auch die zahlreichen Spurenelemente. Bei den Elementen Zink, Eisen, Selen und Germanium kann man von einem natürlichen Kraftpaket bei geringer Nahrungsenergie sprechen. Auf die Antitumoreffekte einiger Germaniumverbindungen wurde schon verwiesen. Selen ist ein wichtiger Zellschutzfaktor: Sein hohes antioxidatives Potenzial schützt die Zelle vor Umweltgiften und UV-Strahlen.

Bei den Mineralstoffen wurde eine Übereinstimmung mit den Werten anderer Speisepilze gefunden. In 100 g Frischsubstanz wurden neben einem hohen Kaliumgehalt (254 mg) und Phosphatgehalt (109 mg) auch ein niedriger Natriumgehalt (8 mg) nachgewiesen. Das Kalium-Natrium-Verhältnis liegt damit sehr günstig.

Die medizinischen Wirkungen entfalten sich insbesondere bei Magenleiden und in der Krebstherapie. Darüber hinaus wird Hericium bei Geschwüren und Entzündungen sowie bei innerer Unruhe empfohlen. Untersuchungen haben gezeigt, dass der Pilz erfolgreich gegen Magengeschwüre, Magenkrebs und Zwölffingerdarmgeschwüre sowie Speiseröhrenkrebs eingesetzt werden kann. Hauptsächlich werden diese Wirkungen den Polysacchariden und Polypeptiden zugeschrieben, die das Immunsystem stimulieren: Die Abwehrkräfte des Menschen werden aktiviert und der Körper kann die Krebszellen offensichtlich als solche erkennen und bekämpfen.

Bei Krebs vermehren sich die Krebszellen ungehindert.

Krebs zeichnet sich ja dadurch aus, dass sich die Krebszellen unkontrolliert vermehren und nicht wie gesunde Zellen dem natürlichen Zelltod zum Opfer fallen. Die speziellen Polysaccharid-Polypeptidkomplexe (kompliziert aufgebaute Vielfachzucker mit Eiweißbestandteilen) des Igelstachelbarts nun können das Immunsystem jedoch dazu bringen, diese Krebszellen zu erkennen und durch eine vermehrte Bildung von T-Lymphozyten (Killer-Zellen) und Makrophagen (Fresszellen) sowie durch andere komplizierte immunologisch wirksame Mechanismen die schädlichen Zellen abzutöten. Dabei sind keine Nebenwirkungen bekannt, wie sie z. B. bei der Chemotherapie auftreten, wo alle Zellen, die sich in schneller Teilung befinden, wie z. B. Haarzellen, mit angegriffen werden.

In einer Studie mit Patienten, die an Gastritis (Magenschleimhautentzündung) litten, erfuhren 82 % eine deutliche Besserung der Symptome

Der Affenkopfpilz oder Igelstachelbart ist ein vorzüglicher Speisepilz, der in China und Japan sehr verbreitet ist und sehr geschätzt wird. Immerhin enthält er 32 verschiedene Aromastoffe. In China wurde er früher den Kaisern statt eines Tributes aus Gold dargeboten. Wegen seines Wohlgeschmacks und seiner Heilwirkungen ist er nun auch bei uns ein Renner unter den Speisepilzen geworden.

Wissenswert

und klinischen Werte, bei 58 % wurde sogar ein völliger Rückgang der Entzündung diagnostiziert. Die Magenschleimhaut wurde nachhaltig wieder aufgebaut.

Japanische Wissenschaftler fanden weitere interessante Inhaltsstoffe im Hericium wie Erinacine, die den so genannten Nervenwachstumsfaktor stimulieren. Dies kann bei der Behandlung von Nervenerkrankungen und bei der Alzheimerschen Krankheit von Nutzen sein.

Von großer Bedeutung ist auch, dass in vielen Studien und Erfahrungsberichten von einer stimmungsaufhellenden Wirkung des Pilzes berichtet wird. Unruhestimmungen und Schlafstörungen sollen durch den Verzehr oder die Einnahme von Presssäften des Pilzes beseitigt werden, er wirkt also sehr ausgleichend auf unsere Nerven. Ich selbst litt unter leichten Depressionen und unter unruhigem, schlechtem Schlaf. Ich habe den Pilz alle zwei Tage konsumiert, und es stellten sich langsam ein ruhiger Schlaf, ein freundliches Weltbild und ganz nebenbei eine radikale Gewichtsreduktion ein.

Der Affenkopfpilz wirkt nervenberuhigend.

Eine Ernährung mit Hericium hat sich als wirksam erwiesen bei:

- Speiseröhren-, Magen- und Dickdarmkrebs,
- Magengeschwüren,
- Magen- und Darmentzündungen,
- Nervenerkrankungen.

»Ich hatte zwei Problemfälle in der Familie. Mein Mann litt unter lebensbedrohlich hohem Cholesterin, und mein Vater hatte Krebs im Magen und Darm. Beide Fälle konnten mit Pilzen positiv beeinflusst werden. Mein Mann hat schon in einem Monat mit Shiitake das Cholesterin von 450 auf 350 senken können. Und mein Vater ist außerordentlich dankbar, dass seine Krebsprobleme nach herkömmlicher Therapie und Einnahme von Hericium nun eingegrenzt sind und er ein ganz normales Leben führen kann.«
Frau L. aus Sinsheim, 47 Jahre

Der Eichhase

»Meine 80-jährige Tante leidet an Ödemen und gleichzeitig zu hohem Blutdruck. Heute, nach nur einem Monat, kann ich sagen, dass die Entwässerungswirkung des Eichhasen beachtlich ist. Und sie konnte sogar auf ihre blutdruckregulierenden Medikamente verzichten. Das Allgemeinbefinden der alten Dame hat sich äußerst positiv entwickelt.«
Frau L. aus Frankfurt, 55 Jahre

Der Eichhase

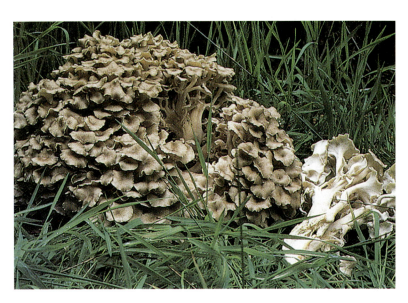

Der Eichhase wächst in dicken Büscheln.

Eichhase – das klingt nach einem kugelförmigen Gewächs unter Eichen. Stimmt! Der Eichhase (Polyporus umbellatus) wächst in dichten Büscheln von Juni bis Oktober auf dem Boden von Eichen- und Buchenwäldern. Oft enthält ein Büschel mehr als 100 Fruchtkörper und kann bis zu 20 kg schwer werden. Die einzelnen Hüte sind klein, rundlich, 2–5 cm breit und hellbraun. Sein wissenschaftlicher Name ist Polyporus umbellatus. Auch in deutschen Eichen- und Buchenwäldern ist er zu finden, wenn auch nicht sehr häufig. Hauptsächlich kommt er in Asien vor.

Das unterirdische Sklerotium wird für medizinische Zwecke verwendet. Ein Sklerotium ist ein Pilzorgan, eine dickwandige Spore, die der Überdauerung bei schlechten Umweltbedingungen dient, sie besteht auch aus Pilzfäden, dem Myzel, das im Boden verteilt ist.

In der Trockensubstanz der Fruchtkörper wies man unter anderem 7,9 % Rohprotein, mit 45,6 % sehr viele Ballaststoffe, 0,5 % Kohlenhydrate und 6,6 % Mineralstoffe nach. Im Mineralstoffanteil wurden beachtliche Mengen

---

Im chinesischen Kompendium *Arzneimittel des frommen Bauern* (Shen Nong Ben Cao Jin) wurde der Eichhase schon vor fast 2000 Jahren erwähnt und hat in China bis zum heutigen Tag seine Bedeutung als Heilmittel behalten.

Wissenswert

Kalzium, Kalium, Eisen, wenig Natrium und als Spurenelemente Mangan, Kupfer und Zink gefunden. Spurenelemente sind für unsere Ernährung wichtiger als bisher angenommen. Mangan wird benötigt für die Steuerung des Wachstums, für die Funktion vieler Enzyme, der Nerven und für gesunde Knochen. Kupfer ist für die Bildung der roten Blutkörperchen, für das Wirken zahlreicher Enzyme und für das Wachstum von Knochen zuständig. Eine ausreichende Zinkversorgung bewirkt die Freisetzung von Insulin, und Vitamin A ist für die Fortpflanzung und das Abheilen von Wunden notwendig.

Der Eichhase entwässert.

Das Hauptanwendungsgebiet des Eichhasen ist die Entwässerung. Er wirkt harntreibend, also entwässernd durch gesteigerten Harnfluss. In der traditionellen chinesischen Medizin wird weiterhin erwähnt, dass der Eichhase die Struktur der Haut verbessert, das Muskelgewebe auflockert, die Schweißdrüsenporen öffnet und das Wasserlassen während der Schwangerschaft erleichtert. Auch bei Ödemen, Durchfall und Gelbsucht schafft er Abhilfe.

Tests der modernen Medizin bestätigen die Angaben und Erfahrungen aus dem alten China. Die Wasser-, Natrium- und Chloridausscheidung ist bei Verabreichung von Eichhase erhöht. Die Effekte sind so stark wie bei Medikamenten (z. B. Ethacrinsäure). Dabei ist der entscheidende Unterschied, dass bei Medikamenten immer auch eine erhöhte Kaliumausscheidung zu verzeichnen ist – ein Nachteil, da Kalium besonders wichtig für den Organismus ist.

Kalium ist lebensnotwendig.

Kalium ist auch für die Funktion von Muskeln und Nerven im Organismus zuständig, reguliert den Flüssigkeitshaushalt und hält das Basen-Säuren-Gleichgewicht aufrecht. Ein Mangel an Kalium führt zu Erbrechen, Blähungen, Muskelschwäche, Appetitlosigkeit, niedrigem Blutdruck und in extremen Fällen zum Koma.

Von Extrakten des Eichhasen sind auch tumorhemmende Wirkungen bekannt. Dieser Effekt lässt sich auf eine Hemmung der Desoxyribonukleinsäure-Produktion (DNS) der Tumorzellen zurückführen: Das genetische Informationsmaterial für die Krebszellen wird also nicht mehr hergestellt. Des Weiteren werden bei Tumorpatienten Nebenwirkungen der Chemotherapie gelindert. Bei klinischen Tests hat man eine heilungsfördernde Wirkung bei Lungenkrebs und Leukämie festgestellt: 86 % der Patienten, so belegt es eine Behandlungsstudie, haben positiv auf die Behandlung mit dem Eichhasen reagiert!

Die Ernährung mit Polyporus hat sich als wirksam erwiesen bei:

- Entwässerung ohne Kaliumausscheidung,
- Ödemen,
- Verbesserung der Hautstruktur,

- Sarkomen,
- Lungenkrebs,
- Leukämie
- und beeinflusst positiv den diastolischen Blutdruck (2. Wert).

Der Schopftintling

»Ich leide an Diabetes. Da hörte ich von der bedeutenden blutzuckersenkenden Wirkung des Coprinus. Ich nahm drei Kapseln täglich ein und kann jetzt normal essen, ohne an mein Leiden zu denken. Zunächst nahm ich aus Vorsicht noch zusätzlich meine bisherigen Medikamente, und nach drei Tagen stellte sich eine Unterzuckerung ein. Allein durch den Coprinus wäre dies nicht möglich. Seither verzichte ich dankbar auf alle Medikamente.«
Frau H. aus Wenden, 43 Jahre

Der Schopftintling ist auch bei uns sehr verbreitet. Diesen Pilz kennen Sie bestimmt, denn den ganzen Sommer wächst er vereinzelt oder in Büscheln auf Wiesen und an Wegrändern. In China kommt er in gemäßigtem Klima ebenfalls häufig vor.

Die Gattung der Tintlinge, der auch der Schopftintling (Coprinus comatus) angehört, umfasst in Mitteleuropa mehr als 95 Arten. Den Namen Schopftintling trägt der Pilz zu Recht, denn alte Exemplare lösen sich einfach in eine wie schwarze Tinte aussehende Substanz auf.

Der Schopftintling hat einen Hut, der im Jugendstadium zylindrisch, eiförmig bis kugelig, 4–14 cm hoch und 3–6 cm breit ist. Anfangs ist er weiß, filzschuppig, im späteren Entwicklungsstadium rollt sich der Hut vom Rand her glockig auf, wird schwarz und zerfließt. Die Lamellen des Schopftintlings sind anfangs weiß, später vom Hutrand her purpurrosa, dann braun und schließlich schwarz. Der Stiel ist hohl, schlank, 10–20 cm hoch, weiß und besitzt nahe der Basis einen schmalen, beweglichen Ring.

Obwohl der junge Schopftintling ein vorzüglicher Speisepilz ist, wird er bei uns sehr selten gegessen. Neben dem Austernpilz ist er einer der wenigen Pilze, die Vitamin C enthalten.

Der Fruchtkörper des Schopftintlings enthält 8–13 % Trockensubstanz. Diese Trockensubstanz besteht zu 22–38 % aus Roheiweiß. Im Eiweiß wurden 20 freie Aminosäuren nachgewiesen, darunter alle acht essenziellen Aminosäuren, die der menschliche Organismus nicht selbst herstellen kann. In 100 g der Trockensubstanz sind u. a. 930 mg Kalium, nur 7 g Natrium (entspricht einem Verhältnis von 133:1), 74 mg Magnesium, 2 mg Eisen, 27 mg Kalzium, 1 mg Mangan, 3 mg Zink, 1 mg Kupfer, 74 mg Vitamin C, 39 mg Niacin

Der Schopftintling enthält Vitamin C.

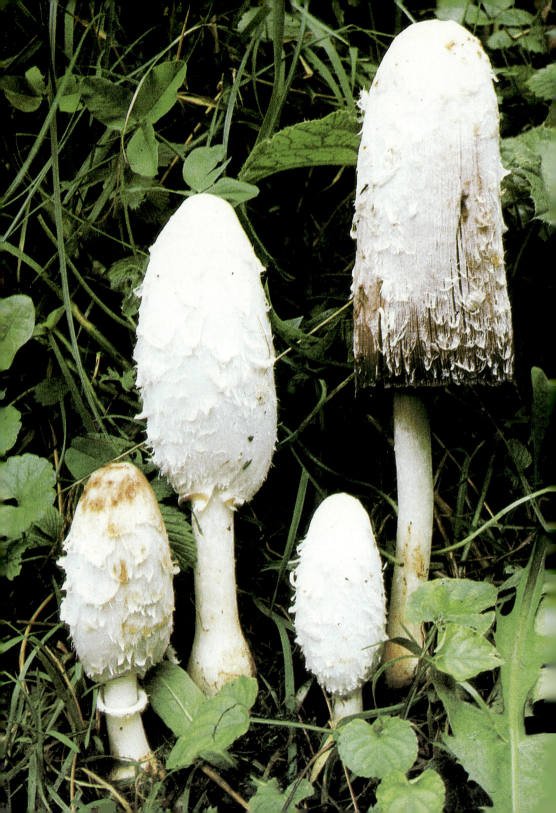

(Vitamin B$_2$-Gruppe), 3 mg Riboflavin (Vitamin B$_2$-Gruppe) und 1 mg Thiamin (Vitamin B$_1$) enthalten.

Chinesische Wissenschaftler wiesen in Experimenten eine 100%ige Hemmung des Wachstums von Sarkomen (bösartigen Geschwulsten des Binde- und Stützgewebes) und eine 90 %ige Hemmung des Ehrlichschen Karzinoms (Geschwulst der Hautzellen) durch den Schopftintling nach.

In der fernöstlichen Volksheilkunde wird der Schopftintling zur Förderung der Verdauung und Behandlung von Hämorrhoiden empfohlen.

Äußerst interessant ist auch das blutzuckersenkende Prinzip dieses Pilzes. Deshalb wird er auch bei Diabeteserkrankungen eingesetzt und vielfach als Alternative zu Insulin verabreicht (Näheres dazu im entsprechenden Kapitel).

Eine Ernährung mit Coprinus hat sich als wirksam erwiesen bei:

- Blutzuckersenkung bei Diabetes mellitus Typ I und II,
- Verdauungsbeschwerden,
- Hämorrhoiden,
- Sarkomen,
- Hemmung des Ehrlichschen Karzinoms.

Linke Seite:
Der Schopftintling in seinen verschiedenen Lebensstadien.

»Ich bin Diabetikerin und habe mit Coprinus nicht nur die Diabetes in den Griff bekommen, sondern auch die Auswirkungen der diabetischen Herz-Kreislauf-Erkrankung, wie bei mir die Durchblutungsprobleme in den Beinen. Die kalten Füsse sind verschwunden, und ich habe wieder mehr Gefühl in den Beinen.«
   Frau K. aus Köln, 51 Jahre

Der Maitake

»Ich habe Brustkrebs. Mit Maitake konnte ich mein Immunsystem so aufbauen, dass ich den notwendigen Eingriff gut überstanden habe und bis jetzt keine Komplikationen oder Metastasen aufgetreten sind.«
   Frau W. aus Hannover, 55 Jahre

Der Mensch benötigt täglich 1,5 mg Riboflavin und 1,3 mg Thiamin, kann seinen Tagesbedarf also schon mit 50 g bzw. 100 g des Schopftintlings decken. In einem 3/4 Liter Milch, einer ebenfalls hervorragenden Quelle für dieses Stoffwechselvitamin, ist ungefähr dieselbe Menge enthalten.

Wissenswert

Die Fundstellen des Maitake wurden früher geheim gehalten.

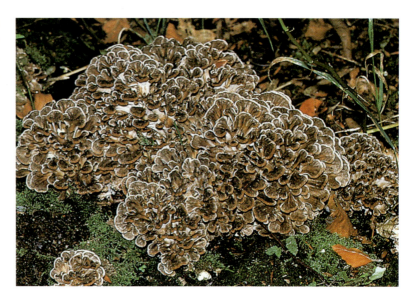

Maitake heißt eigentlich »tanzender Pilz«, wird aber auch mit »Klapperschwamm« übersetzt. Vermutlich ist das auf seine Wuchsform zurückzuführen. Maitake ist der japanische Name des Pilzes, der bei uns auch Laubporling oder »Henne der Wälder« genannt wird. Der wissenschaftliche Name ist Grifola frondosa.

Dieser Pilz galt in China als so wertvoll und selten, dass seine Fundstellen streng geheim gehalten wurden. Doch seit Anfang der 80er-Jahre wird der vor allem in Ostasien, Nordamerika und Europa vorkommende Pilz auch auf Sägemehl kultiviert. Man findet den Maitake am Fuß von Eichen, Edelkastanien sowie von Rot- und Weißbuchen. Der Fruchtkörper, der eine beachtliche Höhe von 50 cm und ein stolzes Gewicht von bis zu 15 kg erreichen kann, sieht aus wie ein kleiner belaubter Busch und besteht aus zahlreichen graubraunen Hüten.

Der Maitake hat viel Vitamin D.

Über die einzelnen Inhaltsstoffe ist bisher noch recht wenig bekannt, der Gehalt an Ergosterol, der Vorstufe von Vitamin D, ist jedoch bemerkenswert. In 100 g Frischpilz sind 50–150 Internationale Einheiten (I.E.) enthalten.

Der hohe Vitamingehalt ist zudem mit wenig Kalorien verbunden. Dies bezeichnet man als hohe Nährstoffdichte: Sie drückt das Verhältnis von Energiegehalt und Nährstoffgehalt eines Lebensmittels aus.

Wissenswert

Vitamin D fördert die Kalziumaufnahme und kann somit helfen, Osteoporose und Rachitis vorzubeugen. Der Pilz kann mit 100 g bereits 40 – 50 % des Tagesbedarfs decken. Vergleichbare Mengen findet man z. B. in einer Dose Sardinen. Übrigens enthalten Obst und Gemüse überhaupt kein Vitamin D. Für viele Vitamine sind Pilze hervorragende Lieferanten.

In Versuchen wurde nachgewiesen, dass die Verwendung eines alkoholischen Extraktes aus dem Maitake blutdrucksenkend und die Verwendung eines wässrigen Extraktes cholesterinsenkend wirkt. Außerdem kann dieser Pilz die Leber schützen. Bei Diabetes Typ II wirkt er blutzuckersenkend.

Eine besondere Bedeutung kommt einem bestimmten Substanzgemisch des Maitake zu. Es enthält ein proteingebundenes Polysaccharid, welches als Immunmodulator wirkt. Anders ausgedrückt: Nur ein in diesem Pilz enthaltener Zuckerbestandteil kann unser Abwehrsystem verändern und anregen. Unter den bisher gefundenen Polysacchariden (Vielfachzucker) in Heilpilzen wirkt das im Maitake am erfolgreichsten im Kampf gegen Krebserkrankungen. Vor allem in Kombination mit Vitamin C ist es hochwirksam und wird im Magen-Darm-Trakt nicht zersetzt.

In Versuchen wurde bereits nachgewiesen, dass dieses Polysaccharid das Wachstum von Krebszellen stoppen kann. Das geschieht über eine Stimulierung der Makrophagen und T-Lymphozyten. Eine Zerstörung der T-Lymphozyten z. B. durch das HIV-Virus wird dadurch verhindert. In naher Zukunft sollen weitere Tests zu den Wirkungen durchgeführt werden.

Der Maitake kann auch begleitend zu einer Chemotherapie eingesetzt werden, um die starken Nebenwirkungen zu verringern. Auch prophylaktisch, also vorbeugend, ist es empfehlenswert, diesen Pilz regelmäßig zu sich zu nehmen, da gesunde Körperzellen vor Umweltgiften und Krebs geschützt werden.

> Die Polysaccharide im Maitake sind am wirkungsvollsten.

Eine Ernährung mit Maitake hat sich als wirksam erwiesen bei:

- Blutzuckersenkung bei altersbedingten Diabeteserkrankungen,
- Metastasenhemmung insbesondere bei Lungen- und Mastdarmkrebs,
- Blutdrucksenkung,
- Osteoporose,
- sowie als Leberschutzmittel.

»Ich leide unter Osteoporose. Durch den Maitake hat sich die Kalziumaufnahme der Knochen wieder erhöht, und die Knochen gewinnen langsam an Stabilität zurück. Ich nehme seit sechs Monaten Maitake, und der Erfolg ist beachtlich.«
 Frau E. aus Düren, 71 Jahre

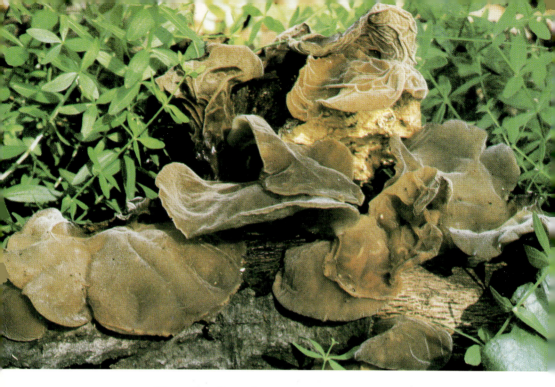

Das Judasohr

Das Judasohr hat eine hervorragende medizinische Wirkung.

»Ich nehme seit acht Jahren zur Vorbeugung des Herzinfarktes und der Thrombose eine Aspirin. In der letzten Zeit hatte ich dann immer Magenschmerzen. Bei der Untersuchung hat sich herausgestellt, dass die tägliche Aspirintablette den Magen angegriffen hatte. Der Judasohr-Pilz verdünnt laut meinen Blutmessungen mein Blut genauso wie die Tablette. Aber meine Magenprobleme durch die Aspirintabletten sind verschwunden.«

Herr H. aus Langenfeld, 58 Jahre

Wenn Sie ab und zu in einem chinesischen Restaurant essen, kennen Sie diesen Pilz: Er ist in fast allen Gerichten zu finden.

Eine Legende berichtet, dass auf dem Holunderbaum, an dem sich der Jünger Judas erhängte, ohrmuschelförmige Pilze wuchsen. Deswegen tragen diese kleinen und unscheinbaren Fruchtkörper von Auricularia, so die lateinische Bezeichnung für das Judasohr, heute diesen Namen. Es gibt vier Arten, die seit langer Zeit bekannt sind und die eine hervorragende medizinische Wirkung haben.

Die Pilze sind 3–10 cm breit, rotbraun, ohrenförmig hochgezogen und von gallertartiger Konsistenz. Sie kommen ganzjährig vor und schmecken unauffällig.

Mu-Ehr oder chinesische Morchel ist der Name, den das Judasohr als Speisepilz trägt.

In getrockneten Pilzen fanden Wissenschaftler 14,4 % Eiweiß, 1,2 % Fett und 65,4 % Kohlenhydrate, 4,2 % Ballaststoffe sowie 5,4 % mineralische Komponenten. Der Mineralstoffanteil besteht zu 35 % aus Kalium, zu 18 % aus Kalzium, jedoch nur zu 6 % aus Natrium. Weitere erwähnenswerte Mineralien sind Magnesium (6,6 %), Phosphor (7,9 %) und Silizium (9,7 %).

Mit 50 g Pilzen kann bereits der Tagesbedarf an Magnesium gedeckt werden, das wichtig für Muskeln (bei Mangel treten z. B. Wadenkrämpfe auf), für Zähne, Knochen und für Enzyme ist. Eine vergleichbare Menge findet man in zwei Bananen. 125 g Hirse decken 13 % des Bedarfs an Magnesium ab, eine Portion Spinat entspricht 11 %.

> 50 g Pilze decken den Tagesbedarf an Magnesium.

Das Judasohr ist ausgesprochen reich an sekundären Inhaltsstoffen, die z. B. die Blutgerinnung hemmen. Durch zahlreiche Versuchsreihen sind auch entzündungshemmende Wirkungen des Judasohrs nachgewiesen worden. Insbesondere entzündete Schleimhäute erfahren Besserung.

Weiterhin senkt das Judasohr den Gesamtcholesterin- und den Fettgehalt des Blutes, stimuliert das Immunsystem, fängt freie Radikale und hemmt die Bildung bösartiger Bindegewebsgeschwülste (Sarkome). Diese blutgerinnungshemmende Wirkung nennt man auch »Blutverdünnung«, das bedeutet, dass die Fließeigenschaften des Blutes verbessert werden. Dies ist wichtig zur besseren Durchblutung insbesondere schon geschädigter und verengter Adern. Durch das Judasohr können Thrombosen und andere Verschlüsse der Adern verhindert werden, und damit wird mit großer Wahrscheinlichkeit einem Herzinfarkt oder Schlaganfall vorgebeugt. Auch bei der so genannten »Schaufensterkrankheit«, die bei Belastung starke Schmerzen durch mangelnde Durchblutung in den Beinen hervorruft, kann wirksam geholfen werden.

> Das Judasohr lindert die »Schaufensterkrankheit«.

Gegenüber herkömmlichen Medikamenten zeigen sich große Vorteile. Durch Substanzen des Judasohrs werden die Kollagenbestandteile der Adern, ihr »Gerüst« nicht angegriffen, was bei manchen Blutverdünnern der Fall sein kann. Damit ist die Gefahr der inneren Verblutung durch Platzen der Adern gebannt. Näheres dazu finden Sie im Kapitel »Thromboserisiko«.

Eine Ernährung mit Auricularia hat sich als wirksam erwiesen bei:

- Entzündungen von Haut- und Schleimhaut,
- Hemmung der Blutgerinnung,
- Regulierung des Blutfettspiegels,
- Stimulierung des Immunsystems,
- Hautkrebs.

Wie wendet man Pilze an?

Am liebsten würde ich jeden Tag frische Pilze zu mir nehmen, doch wer schafft das schon? Immer noch ist es schwierig, auf dem Markt frische Ware zu bekommen, insbesondere bei den Raritäten. Lediglich den Champignon und Austernpilz kann man täglich in ansprechender Qualität kaufen. Inzwischen gehört aber auch der Shiitake zum Angebot gut sortierter Gemüseläden und wird auf fast allen Großmärkten angeboten. Fragen Sie bei Ihrem Gemüsehändler nach, ob er den Shiitake für Sie besorgen kann. Im Schlusskapitel dieses Buches finden Sie zudem einige interessante Rezeptvorschläge.

Frisch – getrocknet – extrahiert?

Pilze haben die Fähigkeit, Schwermetalle (z. B. das Blei der Autoabgase) zu absorbieren und auch Radioaktivität (denken Sie an den Reaktorunfall von Tschernobyl 1985) zu speichern. Schließlich werden Pilze zur umweltfreundlichen Bodensanierung eingesetzt, da sie schädliche Substanzen wie ein Schwamm aufsaugen können.

Deswegen ist es von außerordentlicher Bedeutung, woher die Pilze stammen und wie sie angebaut werden. Nur ein kontrolliert biologischer Anbau garantiert ein Produkt, das frei von Schwermetallen und anderen giftigen Substanzen ist.

Auch Pilzkulturen können von Schädlingen (z. B. Trauermücken) befallen werden, und im konventionellen Anbau bekämpft man diese mit Insektiziden, also Insektenvernichtungsmitteln. Auch Fungizide, Pilzvernichtungsmittel, werden häufig im Pilzanbau verwendet, da eine Pilzkultur anfällig für die Besiedlung mit ungewünschten Konkurrenzpilzen ist, die auf dem verwende-

Besonders wenn Pilze regelmäßig und zu medizinischen Zwecken verwendet werden sollen, verbietet sich die Verwendung solch unsicherer Produkte, die nicht unter streng biologischen Bedingungen angebaut wurden. Bei Waren aus anderen Ländern oder wenn nicht explizit ein kontrolliert biologischer Anbau ausgewiesen ist, ist das Risiko von schädlichen Rückständen zu groß! Geben Sie lieber ein wenig mehr Geld aus, um garantiert rückstandsfreie Pilze zu genießen.

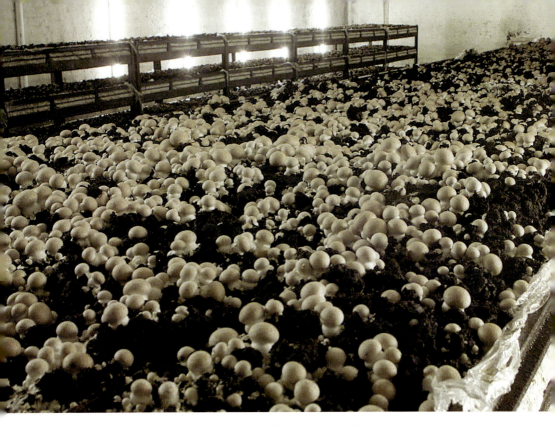

Champignonzucht – Achten Sie auf die kontrolliert-biologische Herkunft der Pilze.

ten Substrat ebenfalls wachsen können und das Gedeihen der Speisepilzkultur oftmals zu 100 % unterdrücken können. Diese Pflanzenschutzmittel enthalten allerlei Gifte.

Als Alternative zum frischen Pilz, auf den man vielleicht nicht jeden Tag Appetit hat, und auch zur Gewährleistung, dass die Pilze tatsächlich aus kontrolliert-biologischem Anbau stammen, haben sich in der Heilkunde getrocknete Pilze in Kapselform durchgesetzt. Sie werden in Deutschland vom Hersteller und in Apotheken auf Bestellung (alle besitzen die so genannte PZN-Nummer, die Pharmaverkehrsnummer) angeboten.

Kapseln mit getrockneten Heilpilzen

Folgende Kapseln mit getrockneten Heilpilzen sind erhältlich:

- **Shiitake-Kapseln:** Nahrungsergänzung aus dem Shiitake (Lentinula edodes),
- **Coprinus-Kapseln:** Nahrungsergänzung aus dem Schopftintling (Coprinus comatus), diätisches Lebensmittel, im Rahmen eines Diätplanes bei Diabetes,

- **Hericium-Kapseln:** Nahrungsergänzung aus dem Affenkopf- oder Igelstachelbartpilz (Hericium erinaceus),
- **Reishi-Kapseln:** Nahrungsergänzung aus dem Reishipilz (Ganoderma lucidum),
- **Maitake-Kapseln:** Nahrungsergänzung aus dem Maitake (Grifola frondosa),
- **Polyporus-Kapseln:** Nahrungsergänzung aus dem Eichhase (Polyporus umbellatus),
- **Auricularia:** Nahrungsergänzung aus dem Judasohr (Auricularia polytricha),
- **Cordyceps:** Nahrungsergänzung aus dem Cordyceps sinensis,

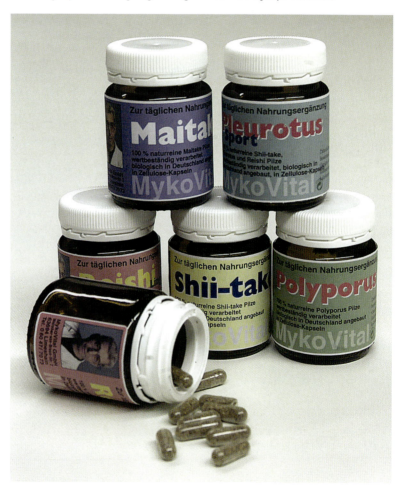

Pilzkapseln zur Nahrungsergänzung.

- **ABM:** Nahrungsergänzung in einer Kombination aus verschiedenen Heilpilzen mit Agaricus blazai murill,
- **Pilzmischungen:** zum Abnehmen, für Sportler, zum Schlafen, zur allgemeinen Aktivierung,
- **Testsätze:** für Heilpraktiker gibt es Testsätze für alle Pilze.

Des Weiteren sind auch Produkte wie Granulate zur Teebereitung aus verschiedenen Pilzen und Pilzcremes auf Olivenölbasis mit Shiitake erhältlich.

Die Kapseln werden aus Reisstärke hergestellt, einem völlig ungefährlichen Stoff. Die Verpackung in Kapseln gewährleistet zudem, dass die Pilze nicht nachträglich wieder Wasser aufnehmen. Dies ist besonders wichtig, weil damit die Bildung von Schimmelpilz ausgeschlossen wird.

Die meisten Pilzvergiftungen entstehen nicht etwa durch den Verzehr von wirklich giftigen Pilzen, sondern durch den Verzehr verdorbener Pilze, an denen sich Schimmelpilz gebildet hat. Auch das Wiedererwärmen von nicht schnell genug gekühlten Pilzgerichten hat schon so manchem starke Übelkeit beschert. Diese möglichen Gesundheitsrisiken sind wohl der eigentliche Grund, warum Pilzgenuss bei uns immer noch mit gewissen Ängsten und Vorbehalten besetzt ist. Achten Sie also immer darauf, dass Sie nur frische Pilze kaufen und sie vor dem Verzehr kühl und nur kurze Zeit lagern.

Diese Gefährdungen beim Verzehr von frischen Pilzen sind bei getrockneten Pilzen ausgeschlossen. Denn bei der Trocknung wird unmittelbar nach der Ernte den Pilzen das Wasser entzogen, und damit werden alle Enzym-Umsetzungen des Eiweißes zu Giftstoffen blockiert. Die Pilze bleiben haltbar und enthalten nach wie vor alle Biovitalstoffe wie direkt in voll entwickeltem Zustand.

Getrocknete Pilze enthalten alle Biovitalstoffe.

Zurückhaltend sollte man mit Präparaten sein, die einzelne Wirkstoffe der Pilze in isolierter Form als Dragees oder Pillen anbieten. Beim heutigen Wissensstand ist es nicht ratsam, eine einzelne Substanz aus Pilzen zu extrahieren und diesen Bestandteil gesondert einzunehmen. Es ist ja gerade das bisher noch undurchschaubare Zusammenwirken einzelner Substanzen in den Pilzen, die deren gesundheitliche Wirkungen ausmachen. Dazu kommt auch das Verhältnis der Substanzen zueinander, also wie viel von jedem Stoff im Verhältnis zu den anderen vorhanden ist. Dieses bleibt auch in getrockneten Pilzen erhalten. Damit ist auch eine Überdosierung je Kapseleinheit ausgeschlossen.

Achtung

Bereits kurz nachdem Wissenschaftler einige gesundheits- und immunsystemfördernde Substanzen in Pilzen nachgewiesen hatten, stellte sich die Frage, ob diese Substanzen überhaupt optimal wirken, wenn sie über den Magen in den Organismus gelangen. Dazu muss man wissen, dass es üblich ist, Wirkstoffe bei Testserien (z. B. bei der Prüfung auf Krebshemmung) in aller Regel zunächst unter die Haut, in den Tumor oder direkt in die Blutbahn zu spritzen.

Man fand aber schnell bestätigt, dass auch bei einer Verabreichung von Shiitake über die Nahrung zum Beispiel die Zahl der T-Lymphozyten ebenso stieg wie die Makrophagenanzahl und die Zahl der »natürlichen Killerzellen« (NK-Zellen), alles Komponenten für eine funktionierende Immunantwort. Die Angst, die wirksamen Stoffe würden im Magen verdaut und seien somit unnütz, ist daher unbegründet.

Die richtige Dosierung

Wichtig für einen Heilerfolg ist, dass die Pilzdosis täglich verabreicht wird. Unser Körper arbeitet 24 Stunden, unser Herz schläft nie, und so brauchen wir auch ständig Biovitalstoffe. Wir wissen, dass der Körper viele Stoffe nicht lange speichern kann, wie z. B. Vitamin C. Deshalb ist es notwendig, dreimal täglich zu den Mahlzeiten eine Kapsel Pilzpulver zu sich zu nehmen, um nachhaltigen Erfolg zu sichern – am besten zu den Mahlzeiten, da die Vermischung der Pilzinhaltsstoffe mit dem Speisebrei die volle Verwertbarkeit für unseren Organismus gewährleistet. Die Kapseln sind rezeptfrei erhältlich, wenn auch (noch) nicht in Apotheken und Reformhäusern, sondern nur direkt bei den Herstellern (Adressen siehe Anhang).

Pilzkapseln gibt es rezeptfrei.

Menschen reagieren jedoch sehr unterschiedlich auf eine Nahrungsergänzung aus Pilzen. Bei manchen Menschen kann es genügen, eine Kapsel täglich zuzuführen. In Versuchen wurden teilweise sehr große Mengen an Shiitakepulver als Nahrungsmittel eingesetzt, jedoch verbesserte sich die Wirksamkeit bei bestimmten Anwendungen wie Tumorbekämpfung, Senkung

Tipp

Es ist nicht sinnvoll, viele Kapseln einzunehmen, da dadurch keine schnelleren Heilerfolge erwartet werden können. Wenn Sie bei drei empfohlenen täglichen Portionen leichte Verdauungsbeschwerden bekommen, ist es sogar angeraten, die Dosis auf eine Kapsel herunterzusetzen und erst langsam auf drei Kapseln zu steigern.

des Cholesterins und des Blutdrucks mit einer höheren Dosis nicht. Man nimmt sicher die sechsfache Menge an B-Vitaminen auf, wenn man sechs statt einer Kapsel einnimmt, aber der spezielle Heilungseffekt der Pilze versechsfacht sich dadurch nicht automatisch.

Vermutet werden kann, dass dem Körper möglicherweise sogar die »Information«, die in dem Stoff durch seine Struktur enthalten ist, hilft, sich selbst zu helfen! Vergleichbar also mit der Wirkung homöopathischer Arznei, die selbst in nicht mehr nachweisbaren Verdünnungen noch größte Wirkung zeigt. Schamanen sprechen in diesem Zusammenhang gerne vom Geist einer Pflanze oder Substanz, die letztlich heilt. Diese Betrachtungen würden hier zu weit führen, aber interessant für die moderne Wissenschaft sind sie allzumal. Sicher ist jedenfalls nach heutigem Kenntnisstand, dass mit einer Erhöhung der Dosierung über drei Kapseln täglich keine besondere Wirkung zu erzielen ist und selbst auch kleinste Dosierungen schon große Wirkungen zeigen können.

Jeder Anwender ist deswegen gefordert, auf die Signale seines Körpers zu achten, um die für ihn als Individuum richtige Menge herauszufinden.

Will man die Pilze hauptsächlich zur Stärkung der allgemeinen Gesundheit und zur Prävention einsetzen, empfiehlt es sich, täglich eine Kapsel mit einem Inhalt von über 200 mg Pilzpulver zu sich zu nehmen und den Speiseplan auf mehr Pilzgerichte umzustellen. Leckere Rezepte finden Sie im letzten Kapitel des Buches.

Kleine Dosierung – große Wirkung.

Können Nebenwirkungen auftreten?

Bei den bereits in China und Japan erhältlichen Medikamenten (seit 1977 sind z. B. Präparate wie Presssafttabletten aus Hericium erinaceus auf dem Markt) wird stets betont, dass keine Nebenwirkungen auftreten. Nun gibt es aber heutzutage viele Menschen, die unter Lebensmittelallergien leiden – in steigender Zahl. Und auch bei der regelmäßigen Einnahme von Pilzen können solche Erscheinungen vereinzelt auftreten. Unsere Erfahrungen beschränken sich auf Hautrötungen bei manchen Patienten, die Shiitake konsumieren, Durchfall bei der Einnahme des blutzuckersenkenden Schopfttintlings oder Blähungen durch verschiedene Pilze. Schuld an Blähungen sind die schwer verdaulichen Pilzeiweiße.

Ähnlich wie bei der Laktoseunverträglichkeit, bei der Milcheiweiß nur sehr schlecht verdaut wird, haben manche Menschen nicht die Enzyme, um die speziellen Eiweiße der Pilze zu spalten und zu verdauen. Dies merkt man bereits beim Verzehr normaler Pilzmahlzeiten. Sollten Sie generell keine Pilze vertragen, ist auch von der Einnahme von Naturheilkapseln und Nahrungsergänzungen aus Pilzen abzuraten.

Zum Eiweißspalten braucht man Enzyme.

Die beschriebenen Pilze sind bis auf den Reishi Speisepilze. Es handelt sich also auch bei den getrockneten Pilzen um Lebensmittel. Daher gibt es keine Probleme bezüglich der Wechselwirkung mit Medikamenten.

Was ist eine Pilzsporenallergie?

Sie haben davon gehört, dass Pilzsporen für den Menschen gefährlich sein können? Das ist richtig. Pilze bilden in vollreifem Zustand ganz natürlich Sporen, sozusagen die Samen, die ihrer Vermehrung dienen. Pilzsporen sind wie feiner Staub, sie können in die Lungen eindringen und Allergien aus-

Bei Übelkeit und Blähungen sollten Sie also die Einnahme auf eine Kapsel reduzieren und dem Körper Gelegenheit geben, sich an die Pilze zu gewöhnen. Wenn das nach einer Woche nicht geschehen ist, müssen Sie das Präparat absetzen.

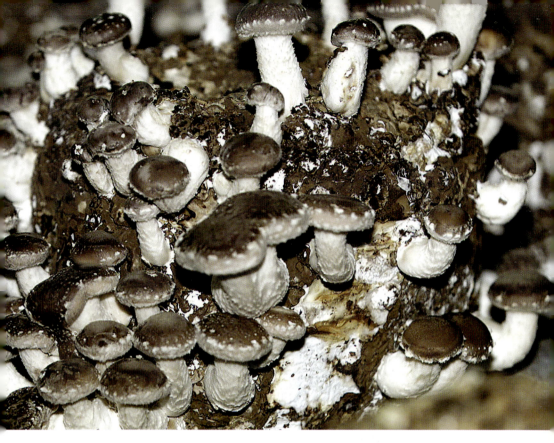

Bei Speisepilzen besteht keine Allergiegefahr.

lösen. Beim Kauf von frischen Austernpilzen oder Shiitakepilzen auf dem Markt ist die Gefahr einer allergischen Reaktion sehr viel größer als bei der Einnahme einer Kapsel mit Pilztrockenpulver.

Die meisten Allergien rufen jedoch gänzlich andere Pilze, nämlich die Schimmelpilze hervor. Es kann passieren, dass eine allergische Person ein Zimmer betritt, in dem sich ein kontaminiertes Material (ein von Schimmelpilzsporen verseuchtes Material) befindet und die Person sofort einen akuten Asthmaanfall bekommt. Diese Gefahr besteht bei den Speisepilzen nicht.

Übrigens: Großpilze, die wirklich giftig und nicht nur ungenießbar sind, gibt es gerade eine Hand voll (z. B. der Fliegenpilz), ganz entgegen der Meinung vieler Menschen.

Kann BSE übertragen werden?

Der so genannte Rinderwahnsinn (BSE) kann nicht nur über Rindfleisch verbreitet werden, sondern möglicherweise auch über Gelatine tierischer Herkunft, die aus Knochen und Knorpeln gewonnen wird. Die Kapseln bestehen aus diesem Grunde aus pflanzlichem Material, nämlich 100 % Reisstärke. Damit ist jede Gefahr ausgeschlossen. Auch strengste Vegetarier können die Pilzprodukte in Kapseln unbedenklich verzehren.

Muss ich auf Broteinheiten achten?

Wer Diabetiker ist oder abnehmen möchte, muss auf die so genannten Broteinheiten (BE) achten. Die Kapseln und ihr Inhalt haben so wenig Nahrungsenergie, dass sie auf die BE nicht angerechnet werden müssen. Es sind dennoch kompakte Nahrungsmittel mit einem hohen Nahrungswert, das Gegenteil von leeren Kalorien, denn zwischen Nahrungswert und Nährwert besteht ein großer Unterschied.

Schluckprobleme

Die Kapseln sind recht groß, die meisten Menschen können sie jedoch problemlos mit etwas Flüssigkeit schlucken. Sollten Sie damit Schwierigkeiten haben, müssen Sie trotzdem nicht auf die Heilwirkung der Pilze verzichten. Die Kapseln sind nämlich ganz leicht zu öffnen. Es befindet sich darin nur das konzentrierte Pilzpulver. Dieses kann jetzt in jedem beliebigen Getränk oder auf Joghurt eingenommen werden und selbstverständlich auch über fertige Speisen gestreut werden. Achtung: Der Inhalt der Kapseln sollte aber nicht mitgekocht werden, um keine wichtigen Stoffe zu zerstören.

Das Schlucken gelingt übrigens leichter, wenn Sie die Kapsel nicht sofort in den hinteren Mundbereich befördern (in den Rachen werfen), sondern vorn auf die Zunge legen, kurz warten, bis der Speichel die Kapsel gleitfähig macht und mit einem zunächst kleinen Schluck Wasser hinuntergleiten lassen.

Nehmen Sie die Kapseln mit Flüssigkeit ein.

Was ist eine Mykose?

Mit dem Hefepilz Candida albicans, der für viele Beschwerden verantwortlich gemacht wird, haben die beschriebenen Pilze nicht viel zu tun. Candida ist eine Hefe, die durch unkontrollierte Vermehrung das natürliche Gleichgewicht an Mikroorganismen in unserem Darm und an anderen Stellen durcheinander bringt und z. B. zu Vaginalinfektionen und Hautausschlägen führt.

Beispielsweise werden bei einer Antibiotikatherapie viele Mikroorganismen abgetötet, und die Candida-Hefe besiedelt dann sehr schnell die Nischen, wo vorher ein ganz bestimmtes Gleichgewicht herrschte – es entsteht eine Mykose, eine Pilzerkrankung. Die Ankurbelung des Immunsystems durch Shiitake, Hericium oder andere Heilpilze kann gerade beim Abheilen einer solchen Mykose hilfreich sein.

Mykotherapeutische Behandlung und ihre Erfolge

Eingangs wurde die Entwicklung der Mykotherapie schon in groben Zügen skizziert. Hier soll nun detaillierter auf die neuesten Forschungsansätze und -ergebnisse eingegangen werden. Verständlicherweise konzentriert sich heute das Interesse insbesondere auf die Anwendungsmöglichkeiten bei den verschiedensten Krebserkrankungen, der größten Geißel der modernen Zivilisation.

Mit der Einführung moderner Analysegeräte, die Inhaltsstoffe wie Spurenelemente und alle anderen Biovitalstoffe exakt nachweisen können, begann auch die Forschung auf dem Gebiet der Mykotherapie, denn endlich hatte man Zugang zu dem gesamten Inhaltsstoffspektrum. In den letzten drei Jahrzehnten ist ohnehin das Wissen um die Bedeutung unserer Nahrung für die Gesundheit rasant gestiegen. Noch vor 40 Jahren war z. B. das Spurenelement Selen nur als Gift bekannt, da Menschen, die übermäßigen Kontakt hatten (z. B. Bergbauarbeiter beim Schwefelabbau), Vergiftungserscheinungen zeigten. Die winzigen Mengen, die der Mensch tatsächlich zum Leben braucht, konnten gar nicht analysiert werden, weswegen uns das Wissen um die Lebensnotwendigkeit des Selens verborgen blieb.

Vor 40 Jahren war Selen nur als Gift bekannt.

In Japan existiert eine große Forschergruppe, die seit Jahrzehnten ausschließlich Pilze und deren medizinischen Wirkung erforscht. Die Arbeitsgruppe um Dr. Mizuno beispielsweise isolierte hunderte von Bioaktivstoffen aus dem Reishi, dem Shiitake, dem Hericium, dem Maitake und anderen Pilzen. Die größte Aufmerksamkeit wird seit den 1970er Jahren dem Shiitake und seinem Inhaltsstoff Lentinan geschenkt. Etliche Studien testen dieses Polysaccharid und seine Wirkungen auf Mensch und Tier. Dabei wurden immunsystemstimulierende und krebshemmende Eigenschaften nachgewiesen.

In Amerika stellt seit 20 Jahren der große Konzern Gourmet Mushrooms mit Prof. Clarc intensive Forschungen an: Medizinische Pilze werden angebaut, ihre Inhaltsstoffe untersucht und ihre Verabreichung in verschiedenen Formen der Zubereitung (Presstablette, flüssige Pilzkulturen, Auszüge auf Wasser- oder Alkoholbasis) geprüft.

Anbau medizinischer Pilze in Amerika.

Sehr verdient um die Weitererforschung des Themas Heilpilze macht sich Prof. Jan Lelley aus Krefeld, der sein vormals staatliches Institut aufgrund mangelnder Unterstützung privatisiert hat. Er baut dort zahlreiche Arten an und untersucht sie. Lelley hat ein Standardwerk verfasst (siehe Literatur im Anhang).

Das Judasohr unterstützt die Blutgerinnung.

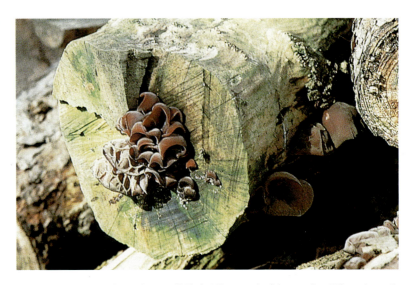

Seit 1975 experimentiert Rolf Siek, Wissenschaftler an der Kölner Arzneimittelfabrik Madaus, mit dem Schopftintling. Man wusste bereits, dass dieser einen blutzuckersenkenden Stoff enthielt. Die verwendete Kontrollsubstanz, ein handelsübliches Antidiabetikum, wirkte nur geringfügig stärker als der Schopftintling. Zuvor hatten verschiedene Mykologen, z. B. Dr. Kronberger, der selbst unter Diabetes litt, unter ärztlicher Kontrolle Selbstversuche durchgeführt. Kronberger empfahl in seinem 1964 veröffentlichten Erfahrungsbericht (Zeitschrift der Naturwissenschaftlichen Gesellschaft Bayreuth) eine regelrechte Kur in Form regelmäßigen Pilzverzehrs und regte an, dieses Phänomen »zum Segen der vielen Zuckerkranken« wissenschaftlich weiter zu untersuchen. In Expertenkreisen fand Kronbergers Rat rund zehn Jahre kein Gehör, bevor Rolf Siek in Köln seine Forschungen aufnahm.

Vom Judasohr wurde schon lange vermutet, dass er die Blutgerinnung unterstützt. Es gab Berichte, wonach in Gegenden Ostasiens, wo dieser Pilz häufig verzehrt wird, die Thrombose- und Infarkthäufigkeit deutlich unter dem Durchschnitt der Bevölkerung anderer Landstriche lag. Mitarbeiter der Kölner Arzneimittelfabrik Nattermann, Dr. Christ und Dr. Hessling, ließen daher Ende der 1970er Jahre größere Mengen des Auricularia polytricha nach Köln einführen. Ein Test, mit dessen Hilfe eine blutgerinnungshemmende Wirkung schnell und zuverlässig nachgewiesen werden kann, bestätigte ihre Erwartungen: Die aus den Pilzen gewonnenen Extrakte führten tatsächlich zu einer antithrombotischen Wirkung.

In Deutschland befasst sich besonders das Deutsche Krebsforschungszentrum in Heidelberg mit dem Reishi und dem Affenkopfpilz (Hericium). Es werden verschiedenste Tests zu den krebsvorbeugenden und -heilenden Eigenschaften der beiden Pilze und deren Extrakte angestellt. Die Ergebnisse bestätigen insgesamt die Erfahrungswerte der chinesischen Volksheilkunde und geben Anhaltspunkte zur differenzierten Indikation. Auch im Institut für Pharmakognosie und analytische Phytochemie in Saarbrücken werden derzeit die Inhaltsstoffe des Hericium untersucht.

> Die Ergebnisse bestätigen die Erfahrung der Chinesen.

Bei vielen Versuchen der genannten Einrichtungen handelt es sich um Tierversuche, Versuche mit Zellen und Ergebnisse mit anderen Testsystemen als dem Menschen, da es in Deutschland nicht gestattet ist, aufgrund einer bloßen Annahme beispielsweise 20 Magenkrebs- oder Gastritispatienten den Affenkopfpilz zu verabreichen: Erst müssen entsprechende Vorversuche unternommen worden sein. Dennoch kann man aufgrund zahlreicher Ergebnisse bei Tieren und den Erfahrungsberichten von Menschen, die sich außerhalb der gesetzlichen Rahmenbedingungen mit Pilzen therapierten, annehmen, dass ihre Ergebnisse für viele Menschen Gültigkeit haben. Eine in Amerika durchgeführte Studie am Menschen zum Beispiel beweist die heilende Wirkung des Affenkopfpilzes bei Gastritis.

Nachdem so viele wirksame Einzelsubstanzen aus Pilzen isoliert werden konnten, bin ich zutiefst davon überzeugt, dass vielen Menschen bei zahlreichen Beschwerden tatsächlich geholfen werden kann. Natürlich ist jeder Mensch ein Individuum und reagiert auch auf Arzneien jeweils verschieden.

> Jeder Mensch ist ein Individuum.

Nach und nach setzt auch die angewandte Medizin immer stärker auf Naturprodukte. Nicht nur Heilpraktiker vertrauen zunehmend auf Akupunktur und andere unbewiesene aber wirksame Methoden zur Heilung. Die Mykotherapie steckt zwar noch in den Kinderschuhen, in den letzten Jahren gab es jedoch verstärkte Bemühungen, z. B. durch Bücher, Messen und Artikel, die Heilbehandlung mit Pilzen größeren Kreisen bekannt zu machen. Monatlich werden ca. 100 neue Heilpraktiker, Therapeuten und Schulmediziner auf die Pilztherapie aufmerksam und wenden sie an. Mehr und mehr Patienten

> Auch die Schulmedizin kommt den rätselhaften Pilzen mit ihren unglaublichen Heilerfolgen langsam, aber sicher auf die Spur, weil die Patienten Druck machen. Denn wer heilt, hat Recht, sagte schon der berühmte Paracelsus, und dieser Ansicht sind auch heute immer mehr kritische Patienten, die den Einsatz wirksamer Medikamente und Methoden verlangen – auch wenn die westliche Wissenschaft nicht in der Lage ist genau zu erklären, warum es hilft.

Die Schulmedizin

sind mit den Erfolgen der Mykotherapie zufrieden, und gleichzeitig wachsen auch die Erfahrungswerte in der Anwendung und Dosierung, den richtigen Pilzen für den entsprechenden Krankheitsverlauf und die Persönlichkeit.

Leider tun sich auch viele Krankenkassen noch außerordentlich schwer, diese Entwicklung zu unterstützen. Stattdessen beugen sie sich wie selbstverständlich dem heimlichen Absolutheitsanspruch westlicher Humanmedizin und ignorieren dabei in geradezu beschämender Weise das große Heilwissen fremdländischer Kulturen – ganz abgesehen davon, welch horrende Ausgaben eingespart werden könnten, wenn man dieses Wissen gezielt nutzen würde. Denn dass chinesische Heilpilze außerordentlich stark krebshemmend wirken und dabei ohne Nebenwirkungen sind, ist heute völlig unbestritten. Warum eine Krankenkasse also eine solche Behandlung nicht finanziert, lässt sich von vielen Patienten rational nicht mehr nachvollziehen.

Krankenkassen finanzieren Pilztherapie oft nicht.

Erhöhter Cholesterinspiegel

»... Die Blutuntersuchung bei meinem Mann hat heute den Cholesterinwert eines gesunden Menschen ergeben. Trotz hoher Medikamenteneinnahme hatte er bis vor ein paar Wochen lebensbedrohliche Werte. Danke! Mein Mann hat nur täglich eine Kapsel Shiitake eingenommen.«

Frau L. aus Saalfeld, 37 Jahre

Eigentlich essen Sie gar nicht viel? Ein cremiger Frischkäse zum Frühstück mit einem gesunden Vollkornbrötchen, der Eiersalat vom Metzger nebenan zum Mittag und ein Wurstbrot oder ein Salat mit Speck und ein kleines Paar Wiener zum Abend?

Und doch erklärt Ihnen der Arzt, dass er sich Sorgen um Ihren Cholesterinspiegel macht. Vor allem das LDL (»low density lipoprotein«, Lipoprotein niedriger Dichte), das auch als »schlechtes« Cholesterin bezeichnet wird, weil es die Arterien verstopft, ist erhöht. LDL-Cholesterin lagert sich als weicher Belag an den Arterienwänden ab und kann sich zu verkalkten Belägen aushärten. Das kann eine Reihe bösartiger Erkrankungen zur Folge haben, genannt seien hier nur der Herzinfarkt, der Schlaganfall, das Raucherbein sowie die Migräne – die Durchblutung ist nämlich behindert, der Blutdruck steigt, die Organe werden nicht mehr richtig versorgt. Kann man dagegen noch etwas unternehmen?

Schlechtes Cholesterin.

Sicher rät Ihnen der Arzt, auf cholesterinhaltige Nahrung wie Eier, Butter und überhaupt tierisches Fett zu verzichten und sich tüchtig zu bewegen. Doch das ist nicht alles. Es gibt zahlreiche Menschen, die täglich Fleisch und Eier essen und trotzdem nicht unter zu hohen LDL-Werten leiden. Was ist ihr

Geheimnis? Ihr Körper nimmt Substanzen auf, die zu einem Abbau des Cholesterin führen, also zu einem Gleichgewicht im Blut (ein Wert von 200 mg/dl und darunter ist völlig normal). Cholesterin wird vom Körper schließlich nicht produziert, um uns zu schaden, sondern um unser Adernsystem fit und elastisch zu erhalten: Es kittet die feinen Haarrisse in den Arterienwänden und wirkt damit einem Verschleiß entgegen.

Und da gibt es noch das HDL (»high density lipoprotein«, Lipoprotein hoher Dichte), auch als »gutes« Cholesterin bekannt. Das hilft beim Entsorgen des LDL und ist für den Transport von Fett im Blut notwendig. Beide Werte sind wichtig. Wenn man das schlechte LDL auf 130 mg/dl senken und das gute HDL auf über 55 mg/dl steigern kann, sinkt das Risiko für Herzerkrankungen drastisch. Lange schon betrachtet der Arzt nicht mehr nur den Gesamt-Cholesterinwert, sondern er muss zwei Werte im Auge behalten: Es geht um die Senkung des LDL-Spiegels und die Erhöhung des HDL.

Gutes Cholesterin.

Und die gute Nachricht: Die weichen Beläge können sich auch wieder lösen, wenn der LDL-Spiegel gesenkt wurde. Damit haben Sie es selbst in der Hand, einer Arterienverkalkung vorzubeugen.

Im Shiitakepilz wurden Stoffe gefunden, die den LDL-Spiegel nachweislich absenken und den HDL-Spiegel anheben. Einer dieser Stoffe ist das Eritadenin. Offensichtlich jedoch wird eine Vielzahl von Biovitalstoffen im Komplex wirksam – trotz jahrzehntelanger Forschung weiß man noch nicht genau, wie das funktioniert. Dennoch ist in zahlreichen Studien bewiesen worden, dass der Shiitake cholesterinsenkend wirkt. Vielleicht könnte man die Wirkung mit einer Theorie der noch jungen Zellular-Medizin erklären. Diese Forschungsrichtung brachte neue Erkenntnisse, so dass die Zusammenhänge von Cholesterin und Arteriosklerose sowie deren Entstehung besser verstanden werden können.

Die Zellular-Medizin ist noch jung.

Die Zellen des Herzmuskels haben einen besonders hohen Bioenergieverbrauch. Durch die Dauerpumpleistung des Herzes werden die Arterien über 100 000 mal pro Tag ausgedehnt. Ohne tägliches Auffüllen dieser Bio-

Der menschliche Körper besteht aus einer Vielzahl von Zellen, die sich ständig erneuern müssen. Dies gilt auch für unser Adernsystem: Alte Zellen sterben ab, neue Zellen werden gebildet. Wenn mehr Zellen absterben als neue gebildet werden, entstehen ganz feine Haarrisse in den Arterienwänden. Grund für diese Fehlfunktion kann ein chronischer Mangel an Biovitalstoffen sein.

Unsere Zellen

energiestoffe laufen die Organe ebenso trocken wie ein Automotor ohne Öl. Der Körper schützt sich vor dem Aufbrechen der Arterienwände und somit vor innerer Verblutung, indem er mehr LDL-Cholesterin bildet: Das LDL kittet sozusagen die Haarrisse oder schmiert sie zu. Bei zusätzlichem Vitamin D-Mangel kommt es zu einer Ablagerung von Kalzium an den Gefäßwänden, dann spricht man von Arterienverkalkung.

Es ist also nicht der erhöhte Cholesterinspiegel die Ursache einer Arteriosklerose oder Herz-Kreislauf-Erkrankung, sondern die Schwächung und Instabilität der Arterienwände durch den chronischen Mangel an Biovitalstoffen und Vitaminen.

Der Shiitake enthält besondere Substanzen, die das Bindegewebe festigen und dessen Selbstheilungskräfte aktivieren. Für die Arterienwände bedeutet dies, dass dem weiteren Fortschreiten der Arteriosklerose Einhalt geboten wird und eine natürliche Abheilung der bereits entstandenen Schäden einsetzt.

Biovitalstoffe regen die Kollagenproduktion an.

Die Biovitalstoffe des Shiitake regen die Kollagenproduktion an und dienen damit der Vernetzung und Festigkeit der Kollagenfibrillen. Die natürlichen Aminosäuren sind einerseits Bestandteile der Kollagenmoleküle und dienen andererseits als Schutzschild vor der Ablagerung in den Gefäßen. Vitamin D fördert den Kalziumstoffwechsel und trägt dazu bei, bereits abgelagertes Kalzium von den Arterienwänden zu entfernen.

Zusammenfassend kann gesagt werden, dass der Shiitake, aber auch das Judasohr besonders bei Krankheiten, die mit dem Cholesterin-Komplex in Zusammenhang stehen, außerordentlich hilfreich sein können.

Erhöhte Blutzuckerwerte

»Ich leide unter Diabetes. Schon mit drei Kapseln des Schopftintlings konnte ich meine Diabetesprobleme lösen. Ich kann jetzt wieder normal essen und muss nicht bei jeder Mahlzeit an mein Zuckerproblem denken. Da ich am Anfang noch sehr skeptisch war und nicht überzeugt von der blutzuckersenkenden Wirkung, nahm ich auch meine normalen Tabletten weiterhin ein. Doch bereits nach drei Tagen stellte sich dadurch eine Unterzuckerung ein, womit die Wirkung des Schopftintlings erwiesen war.«

Frau H. aus Wörlitz, 33 Jahre

Diabetes mellitus ist eine Stoffwechselerkrankung, bei der die Fähigkeit des Körpers gestört ist, auf das Hormon Insulin zu reagieren oder es zu produzieren. Insulin reguliert die Verfügbarkeit von Blutzucker (Glucose) für die Organe und Gewebe des Körpers, wo er zur Energieproduktion benötigt wird.

Erhöhte Blutzuckerwerte

Der Typ-I-Diabetes oder insulinabhängige Diabetes ist eine erbliche Erkrankung der Bauchspeicheldrüse, die dazu führt, dass dieses Organ kein Insulin produzieren kann. Der Typ I macht sich bereits in der Kindheit oder im jungen Erwachsenenalter bemerkbar.

Diabetes I ist eine Erbkrankheit.

Neun von zehn Patienten leiden jedoch am Typ-II-Diabetes oder nicht insulinabhängiger Diabetes. Bei diesen Menschen können die Körperzellen das produzierte Insulin nicht mehr erkennen. Die Erkrankung tritt erst bei Patienten über 30 Jahren auf.

In jüngster Zeit mehren sich Berichte, dass bereits Schulkinder von Alters-Diabetes betroffen sind! Dies kommt ausschließlich durch mangelnde Bewegung und viel zu zuckerreiche Ernährung zustande. Bei 1,5 % der übergewichtigen Jugendlichen war die Krankheit bereits voll ausgebildet, bei 6 % zeigten sich erste Symptome.

Bereits Schulkinder sind vom Altersdiabetes betroffen.

So wird die Altersdiabetes bei Kindern verursacht: Je mehr Kohlehydrate sie essen, desto mehr Insulin produziert die Bauchspeicheldrüse. Wird der Insulinspiegel zu hoch, schalten die Zellen auf Abwehr. Ein Signal für die Bauchspeicheldrüse, noch mehr Insulin auszuschütten. Dieser Teufelskreis läuft, bis die Bauchspeicheldrüse aufgibt – die Kinder sind zuckerkrank.

Die notwendige Blutzuckerregulierung, die normalerweise das Insulin übernimmt, muss nun durch sehr bewusste Ernährung erfolgen. Auf Einfachzucker, die sehr schnell den Zuckerspiegel des Blutes erhöhen, sollte man verzichten. Trotzdem ist das Gefüge – ich esse, also steigt der Zuckergehalt des Blutes an; ich bin nüchtern, und der Blutzucker befindet sich auf einem den Körper versorgenden Minimum – gestört. Diabetiker müssen stets unter ärztlicher Aufsicht stehen, damit die Erkrankung nicht zu bösartigen Folgen wie der diabetischen Herz-Kreislauf-Erkrankung führt. Alle schwereren Fälle sind auf die tägliche regelmäßige Einnahme chemisch-synthetischer Medikamente angewiesen.

Eine Möglichkeit zur Selbsthilfe besteht jedoch durchaus. Verlieren Sie überschüssiges Gewicht und treiben Sie mäßigen Sport. Außerdem sollten Sie

> Vor allem Naschereien lassen Kinder aufgehen wie Hefekuchen und bringen den Stoffwechsel durcheinander. Darunter ausgerechnet jene Snacks, die als »kinderfreundlich« angepriesen werden. Experten halten 75 % der Kindernahrungsmittel für überflüssig oder gar ungesund. Hin und wieder Süßes schadet zwar nicht, tägliches Naschen kann jedoch gefährlich werden.

Gewicht verlieren und Sport treiben.

auf eine chromhaltige Nahrung nicht verzichten und sich abwechslungsreich ernähren. Chrom ist für die Insulinregulierung wichtig: Man hat nachgewiesen, dass Patienten mit Diabetes einen niedrigeren Chromspiegel haben als gesunde Vergleichspersonen.

Chrom ist in Pilzen, jedoch auch in rotem Fleisch, Eigelb, Vollkornprodukten und Rübensirup vorhanden. 50 – 200 µg reichen einem Erwachsenen, um Glucose-Intoleranz zu vermeiden. Auswirkungen übermäßiger Zufuhr sind nicht bekannt.

Vor allem aber sollten Sie die Therapie mit Pilznahrungsergänzungsmitteln unterstützen. Diese fördern die Gewichtsreduktion und haben außerdem erstaunliche regulierende Wirkungen auf den Blutzuckerspiegel. Damit können Sie mit weniger, vielleicht sogar ohne Medikamente auskommen. Eine blutzuckersenkende Wirkung wurde mit Pilzpräparaten aus dem Schopftintling nachgewiesen: Eineinhalb Stunden nachdem das Pilzpulver verabreicht wurde, verringerte sich der Blutzuckergehalt um 41 %! Drei Stunden nach der Behandlung lag er immer noch 31 % niedriger. Selbst sechs Stunden später enthielt das Blut immer noch 20 % weniger Zucker als ohne Pilzpräparat. Zwischen der Wirkung des Schopftintlings und der des Medikaments Tolbutamid, einem Antidiabetikum, bestand kein signifikanter Unterschied.

Der Schopftintling gibt dem Körper Biovitalstoffe.

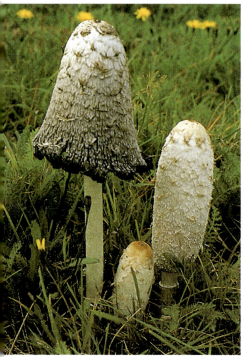

Insulin und andere Medikamente können zwar den Blutzuckerspiegel senken, nicht aber das Hauptproblem verhindern: die diabetische Herz-Kreislauf-Erkrankung. Sie ist besonders heimtückisch, weil der Patient nicht weiß, wo sich die Arterien zuerst verschließen; ein Verschluss der Gefäße an den Zehen und Füßen führt zu Gangrän und möglicherweise schließlich zur Amputation, ein Verschluss der Augenarterien kann zum Erblinden führen, und Schäden an den Nierenarterien zum Nierenversagen – eine Dialyse wird nötig.

Der Schopftintling hat eine Schutzwirkung auf die Langerhansschen Inseln (Zellen, die in der Bauchspeicheldrüse Hormone produzieren, z. B. Insulin). Solange die Langerhansschen Inseln genügend Insulin produzieren, besitzt der Körper den Schlüssel zu Millionen von Zellen, die das Glucosemolekül als Energieträger aufnehmen können. Geht die körpereigene Produktion von Insulin zurück, können nicht mehr genügend Glucosemoleküle aufgenommen werden, und der Blutzuckerspiegel steigt an. Durch einen zu hohen Blutzuckergehalt in den Arterien verdickt sich außerdem die Balsammembran, eine »Hülle« der Blutgefäße, und die Arterienwände brechen zum Teil auf.

Eine der Ursachen der Herz-Kreislauf-Erkrankung bei Diabetikern ist eine »Verwechslung« zwischen den Vitamin-C-Molekülen und den Glucose-Molekülen im Stoffwechsel der Patienten. Diese beiden Moleküle sind ähnlich aufgebaut und können bei der Aufnahme durch die Arterienzellen des Körpers nicht unterschieden werden. Ist zu viel Zucker vorhanden, was bei Diabetikern der Fall ist, kommt es zu einer Überzuckerung der Arterienzellen und gleichzeitig zu einer Verarmung an Vitaminen. Der Schopftintling gibt dem Körper die Biovitalstoffe (Vitamine, Enzyme, Aminosäuren), die er benötigt, um das Aufbrechen der Arterien zu verhindern und somit die arteriosklerotischen Auswirkungen zu vermeiden.

Überzuckerung der Arterienzellen.

Die entscheidende Maßnahme für jeden Diabetiker, um Blindheit, Nierenausfall, Beinamputation, Herzinfarkt oder Schlaganfall zu verhindern, ist deshalb eine reichhaltige Zufuhr von Biovitalstoffen, die den Blutzuckerspiegel senken und die Arterienwände nicht aufreißen lassen. Im Schopftintling sind offensichtlich von Natur aus genau diese Biovitalstoffe vorhanden. Es überrascht also nicht, dass Patienten, die mit dem Schopftintling ihr Blutzuckerproblem angehen, über Gesundheitsverbesserungen berichten, die mit einer herkömmlichen medizinischen Behandlung nur schwer oder gar nicht möglich sind. Dazu gehören die Normalisierung des Blutzuckerspiegels, Umkehr von Durchblutungsstörungen und arteriosklerotischen Ablagerungen.

Magen- oder Verdauungsprobleme

Der Japaner Tatsuo Kanaki litt bereits seit mehr als zehn Jahren unter Zwölffingerdarmgeschwüren, die Tag und Nacht empfindliche Beschwerden auslösten. Sein Zustand verschlimmerte sich in kurzer Zeit so stark, dass er vor Schmerzen nächtelang wach lag.

Freunde empfahlen ihm den traditionell in der chinesischen Medizin eingesetzten Reishi-Pilz. Zuvor hatte Kanaki zahlreiche andere Mittel versucht, die

Mit dem Schopftintling kann eine deutliche Verbesserung der körperlichen Leistungsfähigkeit von Diabetikern eintreten, auch wenn er kein endgültiges Heilmittel darstellt: Die Volkskrankheit Diabetes kann mit Mykotherapie zwar erheblich eingeschränkt werden, eine eventuelle Insulintherapie und Diät wird dadurch aber nicht ersetzt.

Wissenswert

ihm jedoch keine Linderung verschaffen konnten. Er konnte kaum noch etwas essen, und die ständigen Schmerzen laugten seinen Körper und Geist aus.

Kanaki war sehr skeptisch, als man ihm zu dem Pilz riet. Seiner Krankenakte zufolge befand er sich bereits in einem kritischen Zustand. Doch da er wusste, dass der Reishi keine schädlichen Nebenwirkungen hat und man ihm nachsagte, auch gegen andere Beschwerden wirksam zu sein, entschloss er sich, ihn einzunehmen.

Kanaki berichtet: »Nach nur einer Woche hörten meine Schmerzen auf, und mein Appetit kehrte zurück. Ich sah auch wieder viel gesünder aus. Fünf Wochen, nachdem ich begonnen hatte, den Reishi einzunehmen, erschien es mir geradezu unglaublich, dass ich so lange unter Schmerzen gelitten hatte!«

In einem langen Brief schilderte er später seine Krankheitsgeschichte. Er schrieb: »Nach meiner letzten Magenspiegelung sagte der Arzt: ›Seit dem letzten Jahr habe ich Sie mehrfach untersucht, und ich weiß, dass Sie jetzt von Ihren Geschwüren geheilt sind. Wenn aber jemand heute zum ersten Mal eine Magenspiegelung mit Ihnen machen würde, wäre er nicht in der Lage zu erkennen, dass Sie überhaupt einmal Geschwüre gehabt haben. Sie sind vollständig ausgeheilt.‹«

Pilze enthalten viele Ballaststoffe.

Pilze enthalten viele Ballaststoffe, die für eine geregelte Verdauung sorgen. Doch es gibt auch Pilze, die speziell bei Magenschmerzen, Gastritis und Magen- sowie Darmgeschwüren hilfreich sind. Die Magensäure wird gebunden, und die Schleimhäute, die Magen und Darm auskleiden, werden wieder aufgebaut. Der Saft vom Affenkopfpilz enthält viele Polysaccharide und andere ernährungsphysiologisch wichtige Stoffe. Er heilt nachweisbar schwere Entzündungen der Magenschleimhaut. Er ist hilfreich bei Verdauungsbeschwerden, stärkt Magen und Darm, verbessert die Absorption (Aufnahme von Stoffen), erhöht die Funktionsfähigkeit von Körper und Gewebe und verringert die Krankheitsanfälligkeit. Die wiederaufgebaute Magenschleimhaut ist förderlich für eine gute Verdauung und für das gesamte Wohlbefinden. Darüber hinaus stärkt der Affenkopfpilz die inneren Organe und das Nervensystem.

Bei der Beschreibung des Heilpilzes Reishi wurde bereits auf die heilende Wirkung bei Zwölffingerdarmgeschwüren hingewiesen. Bei Beschwerden können Hericium (Affenkopf) und Reishi sehr empfohlen werden.

Thromboserisiko

»Ich war seit einem Monat bettlägerig. Es wurde die Operation einer Gangrän (ein fressendes Geschwür aufgrund eines Verschlusses der Adern, mit Verfärbungen) in Erwägung gezogen. Nach Einnahme von Shiitake-Pilzpulver war schon

nach fünf Tagen eine bessere Beindurchblutung erkennbar. Die Farbe meiner Zehen normalisierte sich, der Allgemeinzustand ebenfalls. Von einer Operation konnte abgesehen werden.«
Herr P. aus Weißensee, 62 Jahre

Meist beginnt es scheinbar harmlos, wie ein Muskelkater mit Wadenschmerzen, die sich jedoch nur in einem Bein bemerkbar machen. Das betroffene Bein fühlt sich schwer an, Wade und Fußknöchel sind geschwollen. Doch Vorsicht, diese Symptome deuten auf eine lebensgefährliche Thrombose (Blutgerinnsel) hin. Wie kommt es dazu?

Eine Thrombose bildet sich an vorgeschädigten Stellen der Aderninnenwände oder an den Venenklappen im Bein, meist am Unterschenkel. Das Gerinnsel verstopft die Vene wie ein Pfropf und behindert damit die Durchblutung – daher die Schmerzen. Der Blutpfropf ist geronnenes Blut und sitzt nur lose an der Venenwand, er kann sich deshalb jederzeit lösen. Und das ist gefährlich, denn der Pfropf schwimmt mit dem Blutstrom zum Herzen und zur Lunge und kann dort erneut in den kleineren Adern stecken bleiben, womit er die Durchblutung und die Atmung blockiert: Es kommt zur so genannten Lungenembolie.

Bei Brustschmerzen, plötzlicher Atemnot, Schwäche, Ohnmacht oder Herzrasen sollte man sofort einen Arzt aufsuchen. Bei Thromboseverdacht bekommt der Patient beim Arzt blutverdünnende Mittel (Heparin-Spritzen) oder gerinnungshemmende Substanzen.

Richtig vorbeugen kann man durch viel Bewegung. Auch das Trinken großer Mengen Flüssigkeit im Sommer (zwei bis drei Liter) hilft, die Blutverdünnung zu unterstützen. Wenn Sie jedoch genetisch vorbelastet sind, d. h. bei Thrombose-Fällen in der Familie oder jahrelanger Einnahme der Pille (künstliche Hormone verstärken das Thromboserisiko, insbesondere in Kombination mit dem Rauchen!) sollten Sie gezielt zur Nahrungsergänzung blutgerinnungshemmende Stoffe aufnehmen. Diese sind z. B. im Judasohr und im Shiitake-Pilz enthalten. Diese Pilze verhindern nachweislich, dass sich die

Meist harmloser Beginn.

Vorbeugen durch Trinken und Bewegung.

Bei langem, insbesondere beengtem Sitzen ist das Thromboserisiko ebenfalls erhöht. Beispielsweise sollten Sie auf Langstreckenflügen des Öfteren Bein- und Fußgymnastik machen oder aufstehen. Dasselbe gilt beim Autofahren: Alle zwei bis drei Stunden ist Pause auch wegen der Venen Pflicht.

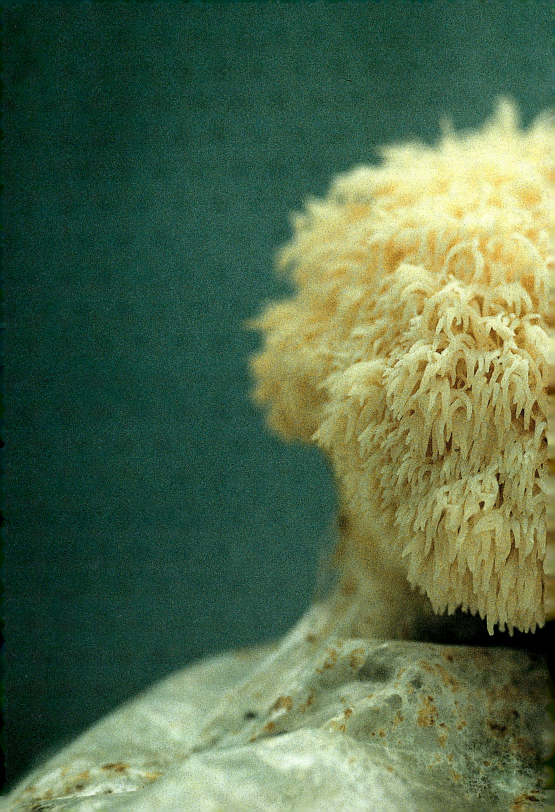

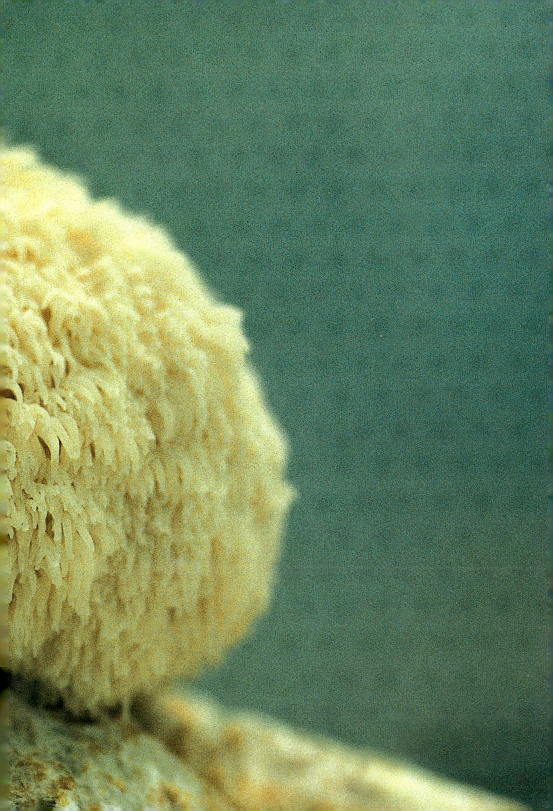

gefährlichen Gerinnsel bilden, und füllen den Speicher an gerinnungshemmenden Substanzen im Blut wieder auf. Dabei sind keinerlei schädliche Nebenwirkungen zu befürchten wie bei der Einnahme von Medikamenten, die oft die Kollagenbestandteile der Arterienwände mit auflösen. Bei Thrombosengefahr kann neben dem Judasohr der Shiitake sehr hilfreich eingesetzt werden.

Gelenkschmerzen (Gicht)

»Ich leide schon seit über 20 Jahren an Gicht und konnte meine Finger kaum noch bewegen, und das nur unter großen Schmerzen. Mit der Einnahme von Shiitake sind die Finger beweglicher geworden, und vor allem ließen die Schmerzen nach. Auch die Verdickungen an den Händen sind zurückgegangen. Nach zwölf Monaten kann ich von einer sehr deutlichen Verbesserung sprechen.«
Anne D. aus F., 78 Jahre

Gicht ist bekannt dafür, in kleinen Gelenken große Schmerzen zu verursachen. Außerdem weiß man, wodurch Gicht verursacht wird: Entweder liegt es an einem genetischen Defekt, der zu viel Purine produzieren lässt, oder an den Nieren, die nicht in der Lage sind, so viel Harnsäure auszuscheiden, wie eigentlich für den Körper nötig wäre. Unabhängig von der Ursache beginnt die Harnsäure langsam im Blut aufzusteigen. Gelegentlich wandert die Säure aus dem Blut in die Gelenke, z. B. in die große Zehe, wo sie zu Harnsäurekristallen ausfällt.

Harnsäurekristalle lagern sich in den Gelenken an.

Gewöhnlich muss sich die Harnsäure über mehrere Jahre ansammeln, bevor man einen ersten Gichtanfall bekommt. Aber wenn sich die Kristalle erst einmal gebildet haben, verteidigt sich der Körper selbst dagegen, indem er die Kristalle mit weißen Blutkörperchen attackiert. Daraus resultiert eine Entzündung, die ein oder mehrere Gelenke, z. B. den Zeh, schmerzhaft anschwellen lässt.

Wegen dieser starken Schmerzen sollte man unbedingt eine Diät einhalten, die auf purinhaltige Lebensmittel verzichtet – Purine sind vor allem in Fleisch, Innereien, fetthaltigem Fisch, aber auch in Spinat und Hülsenfrüchten enthalten – und das Gewicht reduziert. Eispackungen lindern die Schmerzen.

Eine Radikaldiät ist übrigens nicht ratsam! Eine Kalorienzufuhr unter 1000 kcal und regelrechtes Fasten über 24 Stunden kann den Harnsäurespiegel sehr schnell in die Höhe treiben: Man zwingt nämlich den Körper zum Eiweißabbau, der den Harnsäurespiegel auf fatale Werte anheben kann.

Mit Shiitake gegen Gelenkschmerzen.

Zu empfehlen sind dagegen auch hier der Shiitake-Kapseln. Die Erfahrungsberichte bestätigen die heilenden Wirkungen bei Gelenkschmerzen: Eine

Studie mit 30 an Gicht erkrankten Patienten ergab, dass durch eine vierzehntägige Einnahme von Shiitake-Pilzen bei über 90 % der Probanden der Harnsäurespiegel sank.

Eine andere Testpersonengruppe waren 17 Frauen und 13 Männer im Alter zwischen 32 und 79 Jahren. Wieder wurden die Laborwerte bestimmt: Harnsäure, Triglyceride, Cholesterin, Blutzucker. Altersunabhängig wurde Shiitakepulver über 16 Tage eingenommen. Einige Personen setzten die Behandlung weitere acht Tage fort. Nach 14 Tagen erfolgte eine erste Auswertung: Bei den jüngeren Personen erfolgte in 92,4 % der Fälle eine Senkung des Harnsäurespiegels, bei den älteren Teilnehmern sogar in 100 % der Fälle!

Allergien

»Ich habe seit Jahren mit allen möglichen Allergien zu tun. Dadurch hat sich meine Lebenqualität gewaltig verschlechtert. Mit dem Reishi Pilz habe ich das Problem jetzt, nach ca. 14 Monaten, voll im Griff. Ich traue mich wieder spazieren zu gehen, ohne gleich daran denken zu müssen, welche negativen Auswirkungen dies auf meine Allergieanfälligkeit haben würde.«
Herr S. aus Freiburg, 31 Jahre

Niesanfälle und rote Augen quälen Sie, sobald Sie in die Nähe von Tieren oder staubigen Flächen kommen oder wenn Sie bei Pollenflug im Freien spazieren?

Staub, Tierschuppen, Pollen und Schimmel sind natürlich vorkommende Substanzen, doch reagieren immer mehr Menschen darauf allergisch. Das Immunsystem eines Allergikers antwortet auf harmlose Fremdstoffe mit einer Überreaktion und schießt mit einer starken Abwehrreaktion und Histaminausschüttung weit über sein Ziel hinaus. Histamine sind körpereigene Hormone, die die triefende Nase und die roten Augen sowie die Mattigkeit hervorrufen.

Der Reishi kann diese Überreaktion regulieren. Nachweislich wird die Histaminausschüttung gesenkt. Wie das genau passiert, ist noch nicht genau geklärt, auf jeden Fall hat der Reishi bei Asthma, Heuschnupfen und Neurodermitis schon zahlreichen Menschen geholfen. Regelmäßig ein-

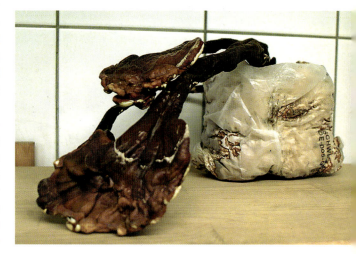

Der Reishi (hier auch getrocknet) kann Allergien lindern.

genommen vermindert sich zunächst die Stärke der Asthmaanfälle, ganz allmählich können sie sogar ganz verschwinden.

Hier kommt ganz das regulierende Wirken von Pilzen allgemein zum Tragen. Da wir bereits wissen, wie die Pilze das Immunsystem ankurbeln können, brauchen wir nicht verwundert zu sein, dass sie Teile des Abwehrsystems auch bremsen können. Bei Allergien sind Reishi-Kapseln besonders zu empfehlen.

Krebs

»Ich leide an Krebs und habe Metastasen an der Lunge und im Kopf. Die Ärzte konnten mir nicht mehr weiterhelfen. So waren Pilze die letzte Rettung. Schon nach vier Wochen mit einer Pilzmischung mit Reishi entwickelten sich die Metastasen nicht mehr weiter; nach weiteren vier Wochen bildeten sich die Metastasen sogar zurück und verkleinerten sich bis zu 1 cm. Dieser Erfolg hat mir sehr viel Mut gemacht.«

Frau G. aus Braunschweig, 48 Jahre

Krebszellen sind aus eigenen Körperzellen entstanden, die eine genetische Schädigung erfahren haben. Das kann durch Umweltgifte, falsche Ernährung, Nikotinmissbrauch und andere Ursachen geschehen. Die mutierte Zelle, wird sie nicht schon im Frühstadium erkannt, kann sich unkontrolliert vermehren. Normalerweise wird jede gesunde Zelle ersetzt, Hautzellen sterben z. B. nach ca. sechs Wochen ab. Nicht jedoch Krebszellen: Sie werden durch unkontrollierte Zellteilung zu Tumoren, verdrängen gesunde Zellen und machen letztendlich das Funktionieren unseres Organismus unmöglich.

Krebszellen verdrängen gesunde Zellen.

Was kann man tun, wenn bereits Krebs diagnostiziert wurde? Die Schwierigkeit, Krebs zu bekämpfen, liegt darin, dass der Körper die abartigen Zellen erkennen muss. Unser Immunsystem kann sie von den gesunden Zellen aber nicht unterscheiden, da sie ja aus solchen Zellen entstanden sind. Die »Erkennung« über die Zelloberflächenstruktur ist aber Voraussetzung für die Bekämpfung und Entsorgung.

Vorbeugen können wir, indem wir uns gesund ernähren, uns bewegen, auf Nikotin und Alkohol weitgehend verzichten, uns nicht zu langer Sonneneinstrahlung aussetzen – und durch gesunde Nahrungsergänzung mit Pilzen.

Vorbeugung

Pilze enthalten bestimmte Polysaccharidkomplexe, das sind Vielfachzucker mit komplizierten Strukturen, die die Produktion von »passenden« Abwehrzellen veranlassen können. Der Vorgang ist recht kompliziert, soll hier jedoch vereinfacht dargestellt werden: Abwehrzellen sind im komplexen Geschehen des Immunsystems z. B. die natürlichen Killer-Zellen. Diese passen sich wie Schlüssel und Schloss an die Oberfläche der abzuwehrenden Zellen an, »markieren« diese, und die Makrophagen (Fresszellen) »fressen« die markierten Objekte auf. Sie werden dann über das Blut und die Lymphe entsorgt.

Killerzellen vernichten die Krebszellen.

Wichtig ist dabei das Schlüssel-Schloss-Prinzip. Ein ähnliches Prinzip kennen Sie sicher bereits: Bei einer Impfung bekommen Sie einen Krankheitserreger in abgeschwächter Form gespritzt. Der Körper hat durch den nicht so massiven Befall Zeit, genau passende Antikörper für den Krankheitserreger zu bilden. Wenn Sie dann tatsächlich einem schädlicher Erreger ausgesetzt sind, hat der Körper schon das richtige »Antikörperrezept«: Er hat sich die Oberflächenstruktur der schädlichen Zellen »gemerkt«. Die vorhandenen Antikörper können sich schnell vermehren, und die Krankheit kommt nicht zum Ausbruch, da sie im Keim erstickt wird. Wenn der Körper jedoch erst lange nach dem »Schlüssel« suchen muss, der in das »Schloss« des Angreifers passt, haben sich die Erreger bereits so stark vermehrt, dass die Krankheitssymptome ausbrechen.

Bei der Krebsheilung kommt es ebenfalls zunächst auf die Erkennung an. Wenn die richtigen Antikörper vorhanden sind, kann Krebs geheilt werden. Unser Immunsystem muss genügend Abwehrzellen (T-Lymphozyten, Makrophagen usw.) bilden, um gegen Krebs wirksam zu werden.

Mit der Chemotherapie, einer heute üblichen Krebsbekämpfung, tötet man die Krebszellen direkt ab. Der Auswahlmechanismus ist jedoch nicht spezifisch. Das bedeutet, dass Chemotherapeutika alle sich schnell teilenden Zellen töten. Und Krebszellen teilen sich schnell, jedoch auch Haarzellen, Knochenmarkszellen, Schleimhautzellen und andere. So wird zwar effektiv gegen den

Chemotherapie schwächt das Immunsystem.

Die Therapie mit Pilzen ist auch in Ergänzung zur Chemotherapie sinnvoll, da das Immunsystem wieder gestärkt wird. Denn viele Patienten erliegen nicht dem Krebs selbst, sondern sterben an vergleichsweise relativ harmlosen Infektionen (z. B. Lungenentzündung), die der Körper aufgrund des durch Chemotherapie geschwächten Immunsystems nicht mehr abwehren kann.

Krebs vorgegangen, jedoch mit dem Preis, dass unser Immunsystem stark geschwächt wird, Haare ausfallen und andere starke Nebenwirkungen auftreten. Daneben ist auch das Allgemeinbefinden und der Appetit sehr schlecht.

Lentinan ist ein Polysaccharid aus dem Shiitakepilz, dem Immunstimulierung nachgewiesen wurde, und wird bereits in Kliniken zur alternativen Krebstherapie eingesetzt. Die Lebensdauer der Krebspatienten ist deutlich verlängert; Heilerfolge sind zu verzeichnen. Untersuchungen gibt es zu Magen- und Darmkrebs sowie bei Leukämie.

Der Affenkopfpilz (Hericium) wird erfolgreich bei Speiseröhren- und Magenkrebs sowie Zwölffingerdarmgeschwüren eingesetzt. Seit 1977 gibt es Präparate. Auch der Maitake-Pilz wird in der alternativen und unterstützenden Krebstherapie eingesetzt und verhindert nachweisbar die Metastasenbildung. Der Reishi führte zu Spontanheilungen bei Darmkrebs und Zwölffingerdarmgeschwüren.

Zahlreiche Forscher arbeiten derzeit an der Erforschung der krebsvorbeugenden und heilenden Wirkungen von verschiedenen Heilpilzen wie Reishi, Shiitake und Hericium. Am Deutschen Krebsforschungszentrum in Heidelberg werden zum Beispiel zur Zeit Extrakte aus Hericium untersucht. Zum Shiitake und Reishi wird gegenwärtig am nationalen Krebsinstitut von Japan intensiv geforscht. Man sucht nach einzelnen Substanzen, die für die sensationellen Heilungen verantwortlich sind. Ein Beispiel sind die in Pilzen vorkommenden, bereits erwähnten Polysaccharide, zu denen auch das Lentinan gehört. Solche Polysaccharide (ß-Glucane) hemmten in verschiedensten Untersuchungen das Wachstum eines bösartigen Tumors (Sarcoma 180), der Mäusen eingepflanzt wurde.

Zum Ende des Kapitels deshalb noch ein Erfahrungsbericht aus Japan, der in der Zeitschrift *Erfahrungsheilkunde* vom Juni 1996 zu finden ist. In diesem Fall wurde eine gelungene Krebsbehandlung mit Reishi durchgeführt:

Frau Zhang, weiblich, 43 Jahre alt, Arbeiterin, hatte einen eigroßen Lymphknoten in der rechten Leistengegend und leichtes Fieber. Sie nahm seit mehr als zwei Monaten kontinuierlich ab. Eine entzündungshemmende Therapie hatte keinerlei Erfolg. Sie wurde in einem Krankenhaus in Nanjing aufgenommen, wo ihr der Lymphknoten entfernt wurde. Die Diagnose lautete »malignes Lymphsarkom«, eine besonders aggressive Krebsart. Nach zwei Wochen fühlte sie einen tauben Schmerz in der Leistengegend. Ihr Appetit war stark vermindert, und sie vertrug keinerlei Art von öligen und fetten Speisen. Sie wurde in das Krankenhaus von Ma Anshang zu weiteren Untersuchungen überwiesen. Es ergab sich die Diagnose metastasierende Krebsgeschwulst im rechten Leberbereich. Die Geschwulst hatte bereits eine Größe von 12,5 x 10 cm erreicht.

Mit Polysacchariden gegen Krebs.

Frau Zhang erhielt eine dreiphasige Chemotherapie, worauf sie ihre Haare verlor und sich der Appetit gänzlich reduzierte. Sie litt unter starker Antriebslosigkeit, und ihre weißen Blutkörperchen waren stark reduziert. Sie lag nun schon über zwei Monate stationär in der Klinik und hatte große Schmerzen an der Leber, war stark entmutigt, und ihr Gesundheitszustand war sehr schlecht. Die Krebsmetastase war weiterhin 12,5 x 10 cm groß. Die Schwellung konnte sogar schon von außen ertastet werden. Nun erhielt Frau Zhang verschiedene Reishi-Präparate (= Ling Zhi). Innerhalb von vier Tagen verringerten sich die Schmerzen in der Lebergegend offensichtlich, ihr Appetit stieg beträchtlich, so dass sie zu jeder Mahlzeit 120 g Reis zu sich nehmen konnte. Sie erfuhr eine leichte Gewichtszunahme, schlief gut, ihr Geisteszustand verbesserte sich, und sie war in der Lage, kurze Spaziergänge zu machen. Zwei Wochen später wurde das Karzinom in der Leber erneut untersucht. Die Geschwulst hatte sich auf 1,8 x 1 cm verringert. Drei Wochen danach zeigte die Leber-Ultraschall-Untersuchung, dass die Krebsmetastase in der Leber verschwunden war.

Diese Geschichte ist kein Einzelfall, sondern es liegen viele Dokumentationen über erfolgreiche Krebsbehandlungen mit Reishi vor. Damit soll jedoch keineswegs der Eindruck erweckt werden, dass es sich bei dem Pilz um ein Wunderheilmittel gegen Krebs handelt. So schön es auch wäre, ist das leider nicht der Fall.

Trotzdem sind die Ergebnisse so ermutigend, dass man Reishi zur unterstützenden Behandlung stets einsetzen kann. Eines hat sich nämlich immer wieder gezeigt: Reishi kann die Lebensqualität und die Überlebensrate von Krebspatienten entscheidend verbessern. Schmerzen werden gelindert, der Appetit steigt und der Schlaf wird erholsamer.

Besonders wichtig ist, dass die Nebenwirkungen von Chemotherapie und Bestrahlung mit Hilfe von Heilpilzpräparaten wesentlich abgemildert werden

> Reishi verbessert die Lebensqualität von Krebspatienten.

In Big Sur in Kalifornien liegt das »Linus Pauling Institut für Wissenschaft und Medizin«. Sein Gründer war zweifacher Nobelpreisträger und berühmt für seine Forschung an Vitaminen, sanfte Krankheitsbehandlung und -vorbeugung. An diesem renommierten Institut arbeitet der Arzt Fukumi Morishige. Er hat die therapeutischen Wirkungen von Reishi in den letzten Jahrzehnten untersucht und sagt: »Meiner Ansicht nach ist die beste präventive Methode, Krebs zu verhüten, zurzeit die Einnahme von Ling Zhi (Reishi).«

Forschungen

können. Aus diesem Grund ist der Pilz Reishi in Japan offiziell zur unterstützenden Krebsbehandlung zugelassen und wird an großen Kliniken auch eingesetzt. In den USA laufen ebenfalls gelungene Versuche. Auch am Moskauer Krebsforschungsinstitut hat man erfolgreiche Experimente bei der Krebsbehandlung von Patienten durchgeführt. Die Ergebnisse wurden 1993 bei der ersten internationalen Konferenz für Pilzbiologie und Pilzprodukte in Hongkong der Öffentlichkeit präsentiert.

Verantwortlich für den lindernden Effekt bei Tumorerkrankungen wie in diesem Beispiel sind mehrere Komponenten des Reishi. Einerseits finden sich Stoffe, die eine direkte Krebshemmung bewirken. Auf der anderen Seite wird das Immunsystem unter anderem durch Beta-Glucane gestärkt, so dass der Körper in die Lage versetzt wird, den Krebs besser zu bekämpfen. Darüber hinaus enthalten Reishi und weitere Heilpilze Substanzen, die die freien Radikale neutralisieren. Sie stellen ein hohes Krebsrisiko dar, denn sie regen die Zellen zum Entarten an. Der besondere Wert liegt also darin, dass durch den Wirkstoffkomplex Krebserkrankungen vorgebeugt werden kann.

Heilpilze neutralisieren freie Radikale.

Übergewicht

»Irgendwann wog ich über 90 kg und hatte keine Lust mehr, mich zu bewegen. Keine Diät und Einschränkung hat mir geholfen. Jetzt trage ich Kleidergröße 38, wiege konstant um die 60 kg und bin wieder lebenslustig und aktiv. Mein Selbstbewusstsein stieg mit jedem abgenommenen Pfund, und die Kniebeschwerden sind verschwunden. Ich habe einfach gegessen und auf meinen Körper gehört. Mit Pilzen war der Hunger auf einmal verschwunden, oder eher der ungerechtfertigte Appetit, denn mein Hirn hat mir ganz automatisch signalisiert: Du hast deinen Körper gut versorgt – mehr brauchst du jetzt nicht.«
Frau E. aus Holzkirchen, 37 Jahre

Fast überall ist das Übergewicht ein Problem, Diätvorschläge übersäen die Zeitschriften und neue chemische Wundermittel die Werbung.

Die meisten Leute probieren alles Mögliche, jedoch ohne dauerhaften Erfolg. Sie nehmen nach einer Diät vielleicht eher noch zu. Dabei ist Übergewicht in vieler Hinsicht lästig, nicht nur aus kosmetischen Gründen: Kniebeschwerden und Rückenschmerzen kommen dazu, ein Unwille, sich überhaupt zu bewegen, stellt sich ein. Jede Kleinigkeit bringt einen zum Schwitzen, und wie sehr wir unserer Gesundheit schaden, wissen wir selbst, ganz abgesehen davon, dass uns Freizeitbeschäftigungen wie Schwimmen und Radfahren kein Vergnügen mehr bereiten, sondern nur noch pure Anstrengung darstellen.

Übergewicht führt auch zu Gelenkbeschwerden.

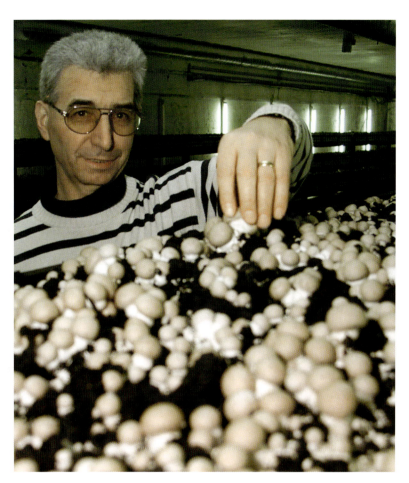

Pilze sind sehr energiearm.

Es ist nicht leicht, den entscheidenden Wendepunkt in der Körpergewichts-Karriere zu machen, aber ich kann nur betonen, dass es sich lohnt. Ihr Selbstbewusstsein wird mit den verlorenen Pfunden einen neuen Aufschwung nehmen, und Ihre Beweglichkeit und Lebenslust dazu.

Wie Sie das schaffen können? Mit Essen und mit Pilzen! Es bringt oft nichts, zu verzichten und sich einzuschränken. Besser ist es, bewusster mit seinen Körpergefühlen umzugehen: Wenn Sie tatsächlich Hunger haben, essen Sie und haben Sie kein schlechtes Gewissen – das kann die Lösung sein. Nutzen Sie dazu die positive Wirkung von Pilzen auf Ihrem Speiseplan: Da Pilze äußerst energiearm sind (sie enthalten nur 20–40 kcal je 100 g) und dabei gleichzeitig reich an allem, was der Körper braucht, hat man keinen Hunger. Denn Hunger entsteht auch im Kopf, der signalisiert, ich brauche

Hunger entsteht auch im Kopf.

bestimmte Nährstoffe. Wenn man die gesamte Palette von Vitalstoffen (Aminosäuren, Fettsäuren, Mineralstoffe, Spurenelemente, Ballaststoffe und pilzspezifische Biovitalstoffe) fast ohne Energie zuführen kann, benötigt der Körper viel weniger an energiereicher Nahrung und ist trotzdem gut versorgt. Es treten keine Kopfschmerzen oder schlechte Laune auf – das Abnehmen geschieht wie von selbst. Beim Abnehmen ist es wichtig, dass man sich wohl fühlt, sonst ist eine Diät sinnlos.

Ich selbst habe mit einer einjährigen Anwendung von Pilzen ohne Verzicht auf andere Nahrung rund 30 kg abgenommen und kann die Pilze als »Fettkiller« nur empfehlen. Ich fühle mich viel besser und frischer und habe in der gesamten Zeit keine Heißhungerattacken gehabt.

Die in Pilzen enthaltenen Vitalstoffe unterstützen zugleich eine gezielte Entgiftung und Entschlackung. Was beim Wachstum im Wald nachteilig ist, da z. B. das giftige Blei angesammelt wird, ist im Stoffwechsel von Vorteil und hilft beim Entgiften. Im Fettgewebe sammeln sich nämlich Gifte, die beim Abbau des Fettes unangenehme Erscheinungen hervorrufen können. Die Pilze nehmen diese Schadstoffe auf, und sie werden auf natürlichem Wege ausgeschieden. Die in Pilzen enthaltenen Ballaststoffe, die überhaupt keine Kalorien haben, sättigen jedoch. Sie quellen im Magen und Darm und fördern somit die Verdauung.

Pilze fördern die Verdauung.

Die in Pilzen reichlich vorkommenden wertvollen Eiweiße gewährleisten eine ausreichende Versorgung mit den acht essenziellen Aminosäuren. Sie verhindern, dass der Körper bei einer Abnahmekur auf wichtiges Muskelgewebe zurückgreift, was unerwünscht ist.

Egal ob wir hungern oder essen, Eiweiß braucht der Körper täglich, das gilt für die Mineralstoffe, Spurenelemente und Vitamine ebenso.

Dabei besteht ein großer Unterschied zur Mineralstofftablette. Diese ist oft unwirksam, da die Mineralien nicht in der bioverfügbaren Form vorliegen, also vom Körper gar nicht aufgenommen werden können. Insbesondere gilt das, wenn sie nicht zu Mahlzeiten eingenommen wird. Bei den Vitaminen ist es ähnlich. Jeder weiß heute, dass es auch fettlösliche Vitamine gibt, wie das

---

Wissenswert

Ohne Mineralstoffe, Spurenelemente und Vitamine können Stoffwechselabläufe und Nerven nicht mehr funktionieren, das ist jedoch gerade beim Abnehmen wichtig. Mit einer pilzreichen Ernährung bzw. Pilznahrungsergänzungsstoffen kann einem Mangel an Eiweiß, Vitaminen, Mineralstoffen und Spurenelementen gezielt entgegengewirkt werden.

Vitamin A, das ohne fetthaltige Nahrung nicht verwertet wird. Deshalb gehört auch zur Rohkost immer ein Schuss Sahne oder Öl! In Pilzen liegen alle Vitamine und Mineralstoffe in ganz natürlicher Weise und in einer dem Körper verfügbaren Form vor.

Eine Therapie mit Pilzen ist nicht nur für den gesamten Organismus aufbauend und für das Immunsystem stärkend, sondern macht auch schlank. Durch eine Kombination verschiedener Pilze ist es gelungen, ein Produkt zu entwickeln, das nicht nur das Hungergefühl durch Quellung der Substanzen vermindert, sondern auch durch eine sehr hohe Nährstoffdichte eine Versorgung des Organismus mit allen benötigten Vitalstoffen gewährleistet. Wenn der Körper mit allen Vitaminen und Mineralstoffen, Vitaminen und Vitalstoffen versorgt ist, wie sie in dieser Pilzkombination enthalten sind, entsteht kein Hungergefühl. Dieses neue Produkt hat also eine sehr hohe Nährstoffdichte, denn trotz weniger Kalorien versorgen Sie den Körper mit allem, was er braucht. Kombiniert mit einer ausgewogenen Ernährung und Bewegung kann das zu einer sicheren und langfristig sehr stabilen Gewichtsreduktion führen. Und das alles ohne Nebenwirkungen!

Natürlich sind auch frische selbst gesammelte Pilze sehr empfehlenswert, um abzunehmen. Die Schritte hinaus in die Natur sind schon ein erster Anfang: Die Bewegung in der frischen Waldluft bringt Sie auf positive Gedanken, und in guten Pilzjahren werden Sie für Ihre Mühen mit einer köstlichen Mahlzeit belohnt. Selbstverständlich können Sie die Pilze auch kaufen – aber denken Sie in beiden Fällen immer auch an mögliche Belastungen der Pilze. Kaufen Sie Pilze nur aus kontrolliert biologischem Anbau!

Ich möchte an dieser Stelle noch betonen, dass es wichtig ist, sich zum Essen sehr viel Zeit zu nehmen: nicht nur für die liebevolle Zubereitung, sondern auch für den Genuss. Langsames und ausgeruhtes Essen als angenehmes Ereignis des Tages trägt zum Abnehmen bei. Schlingen Sie sich nicht im Stehen oder unterwegs hastig irgendetwas hinunter. Ein gutes Essverhalten, das zu mehr Lebensqualität führt, kann man üben. Außerdem sollten Sie dem Körper viel Flüssigkeit wie ungesüßten Tee oder Mineralwasser zuführen, da die Nahrung dann schneller durch den Verdauungstrakt befördert werden kann. Flüssigkeit, die vor den Mahlzeiten eingenommen wird, sättigt zugleich.

Rohkost immer mit fettlöslichen Vitaminen.

Keine Nebenwirkungen.

In Ruhe essen ist wichtig.

Der Einsatz von Heilpilzen bei verschiedenen Erkrankungen

Im vorangegangenen Kapitel sind nur die wichtigsten Krankheitsbilder und ihre mykotherapeutische Behandlung vorgestellt. Die Einsatzmöglichkeiten der chinesischen Heilpilze sind damit aber bei weitem noch nicht erschöpft. Es folgt daher ein kurzer Überblick.

Die nachstehende Tabelle fasst die Anwendungsmöglichkeiten der verschiedenen Pilze bei verschiedensten Erkrankungen zusammen. Die langen Erfahrungen vor allem der fernöstlichen Medizin und die Ergebnisse vieler neuerer wissenschaftlicher Untersuchungen werden hier kompakt dargestellt. Natürlich kann dieses Wissen nur eine Richtschnur darstellen, denn der Mensch ist und bleibt ein Individuum, daher ist in jedem Fall neu zu überlegen, welcher Pilz für eine Therapie zum Einsatz gelangen sollte.

Der Umfang der Tabelle zeigt deutlich, wie vielseitig die Heilwirkungen von Pilzen sind. Dies ist nicht weiter verwunderlich, da mit Pilzen die Ursache von Störungen und nicht einzelne Symptome behandelt werden. Durch die immunsystemstärkenden Wirkungen insbesondere des Reishi, Shiitake, Hericium und Maitake wird die gesamte Abwehr des Körpers angeregt, es könnten also auch Erkrankungen wie Erkältung oder Blasenentzündung aufgeführt sein. Dies würde jedoch hier zu weit führen. Die entzündungshemmenden Wirkungen der Pilze aufgrund ihrer antimikrobiellen Wirksubstanzen wurden vielfach belegt, jedoch selbstverständlich nicht bei allen entzündlichen Erkrankungen.

Aus der Tabelle ist weiterhin ersichtlich, dass bei einer Erkrankung verschiedene Pilzarten eingesetzt werden können. Nicht immer ist es möglich, sofort zu erkennen, welcher der Pilze bei Ihren Krankheitsproblemen am besten helfen könnte.

Dabei können modernste alternative Diagnoseverfahren Aufschluss geben. Von einigen Ärzten und Heilpraktikern wird bereits das PROGNOS-Verfahren angewandt. Diese Methode kann diagnostizieren, welche Hauptmeridiane wie viel Energie haben und wo genau die Blockaden sind. Ebenso ist erkennbar, in welcher Balance sich »Yin« und »Yang« befinden, also wie es um das Gleichgewicht bestellt ist. Meridiane sind die Energiebahnen des Körpers, die man zwar nicht durch Mikroskope sieht, deren Vorhandensein jedoch durch die Wirksamkeit von chinesischen Heilmethoden wie Akupunk-

> Pilze behandeln die Ursache, nicht die Symptome.

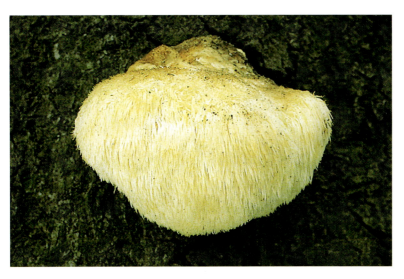

Der Affenkopfpilz lässt sich gut zur Unterstützung bei Hepatitis anwenden.

tur auch bei deutschen Heilpraktikern unbestritten ist. Es kann mit PROGNOS auch getestet werden, welcher Heilpilz optimal zur Wiederherstellung oder Gesundheitsförderung für den Patienten in Frage kommt. Bei der Beurteilung der Werte und auch bei den Empfehlungen zu den Pilzen stehen zahlreiche Erfahrungen zur Verfügung. Es ist überwältigend zu erleben, wie genau die Diagnose und die Therapieempfehlung ist – der Körper gibt eben immer die richtige Antwort!

Indikation/Erkrankung	Shiitake	Reishi	Affen-kopfpilz	Eichhase	Schopf-tintling	Judas-ohr	Maitake
Allergie	X	XX					
Angstzustände		X	X				
Asthma, Bronchitis		X					
Arthritis	X	X					
Blutfettsenkung	XX	X					
Blutdruckregulierung	XX	XX	X		X	X	X
Blutgerinnung/Thrombose	XX				XX		
Bauchspeicheldrüsen-entzündung	X	XX	X				X
Chemotherapie	XX	X	XX				XX
Darmgeschwüre	X	X	X				

Indikation/Erkrankung	Shiitake	Reishi	Affen-kopfpilz	Eichhase	Schopf-tintling	Judas-ohr	Maitake
Depressionen		X	X				
Diabetes	X	X			XX		
Entzündungen aller Art	X	X	X	X	X	X	X
Gicht	XX						
Hämorrhoiden		X	X	X	X	X	
Herzinfarkt	X	X	X		X	X	X
Herzkranzgefäß-Erkrankungen	XX	XX	X		X	X	X
Herzrhythmusstörungen	X	XX	X				
Hepatitis (Leberentzündung)	XX	XX	XX				X
Immunsystemstimulierung	XX	XX	XX				X
Krebs	XX	XX	XX	X			XX
Libidostörungen		X				X	X
Lungenemphysem	X	X					
Magenentzündung (Gastritis)	X		XX				
Magengeschwüre	X	X	X				
Migräne	X	X					
Schlafstörungen		X	X				
Ödeme (Wassereinlagerung)	X			X			
Thrombosen	X	XX				XX	
Tumore	XX	XX	XX	X			XX
Übergewicht	X	X	X	X	X	X	X
Unruhe		X	X				
Verdauungsförderung	X	X	X	X	X	X	X
Wechseljahresbeschwerden		X	X			X	
Wunden		X	X				X
Zwölffingerdarmgeschwüre	X	X	X				

X = wirksam und traditionell angewandt, XX = durch klinische Studien bewiesene Wirksamkeit

Ausgewählte Rezepte

Ungeachtet der vielen Vorteile, die die Einnahme von Kapseln mit getrockneten Heilpilzen darstellt, lassen sich auch frische Pilze außerordentlich lecker zubereiten. Achten Sie aber immer darauf, ausschließlich frische Pilze aus kontrolliert-biologischem Anbau zu verwenden!

Frische Gemüse-Pilzpfanne

Am liebsten schaue ich in meinen Kühlschrank oder Garten und nehme alles an Gemüse, was ich darin finden kann. Sehr oft sind da Paprikaschoten, Gurken, Salat, Tomaten, manchmal Broccoli oder Pak-Choi (ähnlich dem Chinakohl), Möhren, Zucchini oder grüne Bohnen. Und los geht's mit der Gemüse-Pilz-Pfanne:

Verwenden Sie Pilze aus kontrolliert-biologischem Anbau.

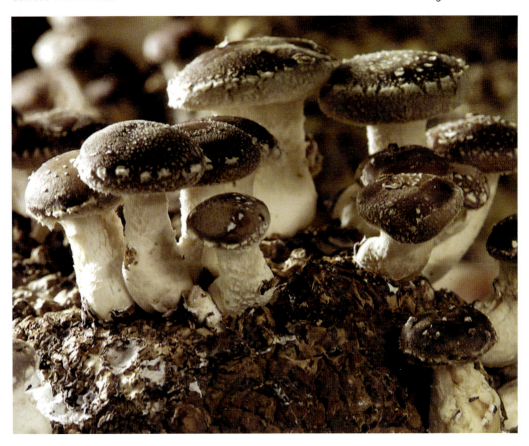

Zerschneiden Sie eine Zwiebel und lassen Sie sie ganz leicht in etwas Butter in einer Pfanne oder einem Wok glasig werden. Nach und nach fügen Sie Pilze, auch gemischt, dazu, und schließlich ungefähr die doppelte Menge an verschiedenem Gemüse. Gewürzt wird mit Kräutern, Pfeffer und Salz, nach Belieben Knoblauch und Muskatnuss. Kurz durchbraten, so dass die Pilze braune Krusten haben, jedoch das Gemüse noch schön bissfest ist, und sehr heiß servieren. Zu diesem schnellen Gericht passen Brot, Kartoffeln oder auch Nudeln. Und das beste daran: Sie werden es nie schaffen, ein einmal kreiertes Gericht zu wiederholen, je nach Jahreszeit entsteht nämlich stets etwas Neues. Die Pilze sind ausgesprochen würzig, passen zu jedem Gemüse und werden nie langweilig. Verfeinern können Sie selbstverständlich mit Joghurt, Kräuterbutter oder Sahne.

Pilzgerichte werden nie langweilig.

Shiitake-Gerichte

Dieser Pilz ist der nach dem Champignon am meisten verzehrte Pilz auf der Welt. Er hat ein würziges Aroma und eine lange Haltbarkeit. Den Shiitake sollten Sie bis zum Verzehr kühl lagern (im Kühlschrank) und innerhalb von zehn Tagen verbrauchen. Je frischer, desto besser gilt aber auch hier. Getrocknete Shiitake sind hervorragende Würzmittel. Shiitake-Pilze sind recht ergiebig, da ihr Wassergehalt gering ist. Die Konsistenz ist einmalig, er ist fest und behält auch beim Braten seine Form.

Da die Pilze aus biologischem Anbau stammen und die Oberflächen nicht verschmutzt sind, sollte der Pilz nicht gewaschen werden. Abreiben mit Küchenkrepp reicht aus, dann gehen keine wertvollen Inhaltsstoffe verloren. Bei älteren Shiitake sind die Stielenden unter Umständen ein wenig zäh, sie werden weggeschnitten.

Grundsätzlich passt dieser Pilz zu jedem Gemüse, zum Salat, zur Sahnesoße oder Omelett, Auflauf oder zur Suppe. Der Phantasie sind keine Grenzen gesetzt. Der Shiitake gibt einem Mischpilzgericht (z. B. aus Champignons und Austernpilzen) eine besonders würzige Note.

Die Mengenangaben für die folgenden Pilzrezepte sind für eine Person berechnet.

Shiitakeschnitzel
30 g Butter, 4 – 5 Shiitake, Salz und Pfeffer nach Belieben

In einer Pfanne die Hälfte der Butter erhitzen. Pilzhüte mit der Lamellenseite nach unten in die Pfanne legen, braun braten, die restliche Butter zugeben und die Pilze fertig braten. Mit Salat oder Toast servieren.

Shiitakepfanne
30 g Butter, 150 g Shiitake, Salz, Pfeffer

Shiitake in Streifen schneiden. In der Pfanne die Butter erhitzen und die Pilze zugeben, sofort umrühren, bis alle Pilze die Butter angenommen haben. Bei mittlerer Hitze die Shiitake in vier Minuten braun braten und gelegentlich umrühren. Leicht salzen. Mit Schwarzbrot und frischem Salat servieren.

Shiitake mit Krabben
30 g Butter, eine kleine Zwiebel, 100 g Shiitake fein gehackt, 100 g Krabben (aus der Dose, Inhalt abbrausen), Salz, Pfeffer

In einer Pfanne Butter erhitzen und die gehackte Zwiebel hellbraun braten. Pilze dazugeben und unterrühren. Nach zwei Minuten Bratzeit die Krabben hinzufügen und weitere zwei Minuten unter Rühren braten. Mit Salz und Pfeffer abschmecken. Dazu passt ein gemischter Salat.

Shiitake mit Käse überbacken
30 g Butter, 150 g Shiitake, 3 Scheiben Butterkäse

Auf mittlerer Hitze Butter in der Pfanne heiß werden lassen, Pilze darin umrühren und in vier Minuten braun braten. Käsescheiben auf die Pilze legen, Deckel aufsetzen und die Pfanne so lange auf der Platte belassen, bis der Käse geschmolzen ist. Mit Toast und/oder Salat servieren.

Gegrillte Shiitake
8 mittelgroße Shiitake, Zitronensaft, Salz, Pfeffer, eine große Knoblauchzehe ausgepresst, Olivenöl

Pilzhüte mit angefeuchtetem Küchenkrepp abreiben. Zitronensaft, Salz und Pfeffer und den Knoblauch mit dem Olivenöl gründlich verrühren und die Pilze damit bestreichen. Im vorgeheizten Grill mit der Lamellenseite nach oben ca. fünf bis acht Minuten garen. Alternative auf dem Gartengrill: beidseitig bepinseln und ca. drei Minuten garen.

Shiitake in Folie
8 mittelgroße Shiitake, Zitronensaft, Salz, etwas Pfeffer, für die Kräuterbutter: 65 g zerdrückte Butter, eine ausgepresste große Knoblauchzehe, ein fein gehacktes Bund Petersilie

Pilze mit angefeuchtetem Küchenkrepp abreiben, mit Zitronensaft beträufeln und leicht würzen. Kräuterbutter zubereiten und in die Hüte streichen. Pilze einzeln in Folie wickeln und in einer Kasserolle oder Auflaufform im vorgeheizten Backofen bei 200° C ca. zehn Minuten garen.

Shiitake-Eierpfanne

50 g Butter, 200 g Shiitake, Salz, Pfeffer, 4-6 Eier mit etwas Salz verschlagen
    In der Pfanne die Butter erhitzen und die Pilze dazugeben. Nach dem Salzen und Pfeffern ca. zwei Minuten weiterbraten. Verschlagene Eier darübergießen und stocken lassen. Dazu passt Salat und frisches Brot.

Geröstete Shiitake auf geraspeltem Gemüse

Gemüsebett: 250 g geraspelte Möhren, 250 g geraspelte Zucchini, ein Bund geraspelte Radieschen; Pilzpfanne: 1 EL Öl, 250 g Shiitake in Stücken, 150 g Austernpilze (kleine ganz lassen, große zerschneiden), 150 g Champignons oder braune Egerlinge (schmecken aromatischer) in dicken Scheiben, Salz und Pfeffer, Zwiebel und/oder Knoblauch
    Das geraspelte Gemüse dekorativ auf einem großen Teller anrichten. Auf mittlerer Hitze eine weite Pfanne heiß werden lassen und mit Öl bestreichen. Alle Pilze unter Wenden darin rösten, bis sie knusprig braun sind. Leicht würzen. Pilze an den Rand schieben, in der Pfannenmitte Butter schmelzen und Zwiebel und Knoblauch kurz darin Farbe nehmen lassen, dann heiß auf dem Gemüsebeet servieren.

Shiitake mit Zucchini

1 EL Olivenöl, 250 g Shiitake, 250 Zucchini in Scheiben, eine Knoblauchzehe, eine Kelle Brühe, Salz und Pfeffer, gehackte Kräuter
    Im Topf Öl erhitzen und Pilze darin drei Minuten braten. Zucchini und Knoblauch zugeben und eine Minute mitbraten. Auf kleine Hitze schalten und mit Deckel 20 Minuten dünsten, dabei nur gelegentlich umrühren. Bildet sich kein Saft, dann mit Brühe aufgießen, zuletzt abschmecken. Passt zu Kurzgebratenem mit Reis. Eignet sich auch als Belag für einen ungesüßten Hefeteig oder als Quiche.

Shiitaketorte mit Mangold

500 g Mangoldblätter oder Spinat, 125 g Butter, 1 EL Öl, 300 g Shiitake, Knoblauch, 30 g geriebener Parmesan, 100 g Frischkäse, drei Eigelb, 60 g Semmelbrösel
    Die Mangoldblätter fein hacken. Im Schmortopf Butter und 1 EL Öl erhitzen, Pilze, Knoblauch dazugeben und kurz anbraten ohne zu bräunen, Mangold hinzufügen und gut untermengen. Topf vom Herd nehmen, Frischkäse, Parmesan und Salz hineingeben und mit Eigelb zu einer glatten Masse verrühren. Eine Auflaufform mit Öl fetten und mit 30 g Semmelbrösel ausstreuen. Pilzgemüse in die Form füllen und mit etwas Öl und den restlichen Semmelbröseln bestreuen. Im vorgeheizten Ofen bei 190° C 30–40 min

backen, bis die Oberfläche goldbraun ist. Das Gericht kann heiß oder kalt serviert werden. Eignet sich auch als Belag für einen ungesüßten Hefeteig oder als Quiche.

Affenkopfpilz-Gerichte (Pom Pom)

Dieser exotische Pilz wird in China seit Jahrtausenden als Delikatesse geschätzt und eignet sich wie alle Pilze zum Braten, für die Gemüsepfanne oder für Gulasch. Es ist gelungen, den Pilz in Europa in geschützter Umgebung vollkommen ökologisch und ohne die Verwendung von schädlichen Pflanzenschutzmitteln das ganze Jahr über zu produzieren.

Probieren Sie einmal diesen Pilz, der mit 32 identifizierten Aromastoffen weit mehr verschiedene Substanzen enthält als der Champignon oder der Shiitake. Er schmeckt nicht kräftig pilztypisch und dennoch besonders. Eine ganz andere Delikatesse für ein überraschendes Hauptgericht, eine besondere Vorspeise, die schnelle delikate Gemüsepfanne oder ein exotisches Pilzomelett.

Der Affenkopfpilz ist ein wahrer Gesundbrunnen, weil er alle acht für den Menschen essenziellen, also nötigen Aminosäuren enthält. Deshalb ist er als Fleischersatz besonders gut geeignet. Aufgrund des günstigen Kalium-Natrium-Verhältnisses (1:10) ist der Pilz auch bei streng natriumarmer Diät zu empfehlen (das Salz weglassen und mit Kräutern würzen).

Der Pilz sollte möglichst kühl (höchstens 2°C) gelagert und innerhalb von fünf Tagen verzehrt werden. Später wird er leicht bitter, dann sollte er nur sehr gut durchgebraten serviert werden, oder vor dem Verzehr 15 Minuten in kaltes Wasser eingelegt werden, was die Bitterstoffe wegnimmt. Grundsätzlich kann er auch vor dem Braten in leicht gesalzene Milch eingelegt werden. Das Ergebnis ist eine goldbraune Kruste. Er eignet sich aber auch zum Trocknen, dann ist bei kühler, luftiger Lagerung die Haltbarkeit wesentlich verlängert.

Der Pilz wird nicht gewaschen, die »Stacheln« gehören zum Fruchtkörperfleisch dazu und werden mitverzehrt.

Grundsätzlich passt auch dieser Pilz zu jedem Gemüse (Porree, Bohnen, Paprika, Chicorée etc.), Salat, zur Sahnesoße oder Omelett, Auflauf oder zur Suppe. Der Phantasie sind keine Grenzen gesetzt. Eine Prise Muskat, einige Spritzer Zitronensaft oder auch Weißwein verfeinern sein unnachahmliches Aroma. Er harmonisiert aber auch gut mit hellem Fleisch von Huhn, Pute oder Kalb. Zur Abwechslung kann man den Pom Pom mit Tomatenstücken, Paprikastreifen, Zwiebelringen, Speckwürfeln, Schinkenstreifen, Kartoffelscheiben etc. mischen.

Den Affenkopfpilz möglichst kühl lagern.

Je einfacher das Rezept, desto besser, das kann ich aus eigener Erfahrung berichten.

Pom-Pom-Pfanne

für eine Person: 150 g Pom Pom, 30 g Butter, etwas Salz, frisch gemahlener Pfeffer

In einer Pfanne Butter erhitzen, die Pilze in Scheiben zugeben und sofort umrühren, bis alle Pilze Butter angenommen haben. Dann auf mittlerer Hitze ca. vier Minuten braun braten, dabei gelegentlich umrühren. Leicht salzen und pfeffern. Bei diesem Gericht bleibt der außergewöhnliche Pom Pom Geschmack voll erhalten. Dazu kann man Schwarzbrot und frischen, gemischten Salat servieren. Sehr gut passt auch ein frisch angerichteter Chicoréesalat dazu.

Pom Pom natur

für eine Person: 150 g Pom Pom, 20 g Butter und 30 g gesalzene Butter, eine Limone oder Zitrone, 1 EL Ingwersirup, Muskatnuss, Kerbel, Petersilie

Den eventuell in gesalzene Milch eingelegten Pom Pom in Scheiben schneiden, in Butter braten und würzen. Inzwischen die gesalzene Butter mit dem Limonen- oder Zitronensaft und dem Ingwersirup schmelzen lassen, mit Muskatnuss abschmecken. Den Pom Pom auf einem warmen Teller anrichten, mit geschmolzener Limonenbutter umgießen und mit Kerbel oder Petersilie bestreut servieren.

Gesunde Pfanne

für zwei bis drei Personen: 300 g Pom Pom in Scheiben, 50 g Butter, 100 g gekochten Reis, eine große Zwiebel, 300 g Tomaten, eine große rote und eine große grüne Paprika in Streifen geschnitten, eine kleine Zucchini, 100 g Hühnergeschnetzeltes, Putenbrust oder gegarte Hähnchenbrust in Würfeln, Muskat, Curry, Paprika edelsüß und scharf, Pfeffer

Zuerst den Reis in der erhitzten Butter in einer Pfanne bräunen, dann die Pilze zusammen mit den Zwiebelringen und dem Fleisch dazu geben. Wenn das Ganze angebraten ist, die Tomaten, Paprika und die Zucchini zufügen und im entstehenden Gemüsesaft zehn Minuten dünsten. Abgeschmeckt wird mit wenig Pfeffer, reichlich Muskat, Paprika und Curry nach Geschmack. Zur Soße kann Joghurt gegeben werden. Das Fleisch kann bedenkenlos weggelassen werden, ebenso ist das Gemüse ersetzbar. Lauch passt ebenso dazu wie junge Karotten. Serviert wird dieses ernährungsphysiologisch sehr wertvolle Gericht mit einem kleinen Eisbergsalat mit gerösteten Sonnenblumenkernen und eventuell ein wenig dunklem Brot.

Pom Pom mit Katenspeck
für eine Person: 4–6 kleine Pom Pom, 50 g Butter, drei Scheiben dünn geschnittenen Katenspeck, 100 ml Rinderbouillon, 100 ml Sahne, Pfeffer, Salz, Schnittlauch

Die Pom Pom in der Butter goldgelb braten und mit Salz und Pfeffer würzen. Einen Teil der Pilze aus der Pfanne nehme und mit dem Katenspeck umwickeln und in die Pfanne zurücklegen. Die Pfanne für sechs bis acht Minuten in den Ofen schieben (300° C). Bouillon und Sahne in einer Pfanne einkochen lassen. Die Soße mit fein gehacktem Schnittlauch auf einen Teller geben und die Pom Pom darauf verteilen. Mit Schnittlauchspitzen, Kerbel oder Petersilie garnieren. Dazu schmeckt Baguette.

Französische Pom-Pom-Suppe mit Käse überbacken
für zwei bis drei Personen: 1 Zwiebel, 1 Knoblauchzehe, fein geschnitten, 1 EL Butter, 200 g frische Pom Pom in feinen Scheiben, 1 EL Mehl, 750 ml Bouillon, Salz, Pfeffer, vier Scheiben Weißbrot, vier Scheiben Emmentaler

Zwiebeln und Knoblauch in Butter andünsten, Pilze darin drei Minuten schwenken, mit Mehl bestäuben und hell bräunen lassen. Die Brühe kalt dazugeben, zehn Minuten garen und mit Salz und Pfeffer abschmecken. Die Pilzsuppe in feuerfeste Schalen füllen, mit je einer Scheibe getoastetem Brot und Käse belegen und so lange bei guter Oberhitze überbacken, bis der Käse zu zerlaufen beginnt. Soll die Suppe sättigen, werden vor dem Einfüllen dünne Streifen von gekochtem Schinken unter die Pilze gemengt.

Frittierte Pom Pom
Frittierfett, 250 g Pom Pom pro Person, Salz

Fett in einer Fritteuse auf 175° C erhitzen. Die Pilze in dicken Scheiben ungewaschen in dem heißen Fett ausbacken und auf Küchenkrepp abtropfen lassen. Leicht salzen und mit Remoulade, Kräuter- oder Knoblauchbutter servieren.

Soja-Pilz-Gulasch
für vier Personen: 300 g Pom Pom in dicken Scheiben, 100 g Soja-Kost (aus dem Reformhaus, z. B. nach Fleischwürfel-Art), 250 g Zwiebelringe, 75 g Pflanzenmargarine, 200 g Tomaten, Gewürze: Pfeffer, Kräutersalz, Speisestärke, Thymian, frische Blattpetersilie

Soja in Gemüsebrühe oder Wasser einweichen und abgetropft mit Zwiebelringen in der Margarine für zehn Minuten dünsten. Die geschnittenen Pilze zugeben und alles ca. fünf Minuten kräftig schmoren. Mit Gemüsebrühe bedeckt etwa 20 Minuten bei reduzierter Hitze leise köcheln und würzen.

Eventuell mit Speisestärke binden. Dieses Gericht eignet sich gut als Fleischersatz. Serviert wird das Gulasch mit frisch gehackter Petersilie zu Nudeln, Reis oder Kartoffeln.

Blätterteigtaschen mit Pom-Pom-Füllung natur

für eine Person: eine Packung tiefgekühlter Blätterteig (250 g), 200 g Pom Pom, 20 g Butter, Salz, Pfeffer

Pilze in Butter anbraten und bei schwacher Hitze unter Zugabe von etwas Gemüsebrühe oder Wasser gardünsten. Etwas einkochen und in die nach Packungsanleitung aufgetauten und vorbereiteten Blätterteigtaschen füllen. Im Ofen 15 Minuten backen, als Snack oder Vorspeise warm servieren.

Pom-Pom-Spargel-Pastete

500 g grünen geputzten Spargel, 450 g Hühnerfond, 500 g Pom Pom in größeren Scheiben, 40 g Butter, 40 g Mehl, 250 ml Schlagsahne, zwei Eigelb, Salz, weißer Pfeffer aus der Mühle, 2 EL Zitronensaft, vier fertige Blätterteigpasteten, Petersilie zum Garnieren

Spargel bis auf die Köpfe in schräge Scheiben schneiden und in dem erhitzten Hühnerfond fünf Minuten garen, auf einem Sieb abgießen und den Fond auffangen. Die Pom Pom in erhitzter Butter in einem Topf dünsten, mit Mehl bestäuben, kurz anschwitzen und den Fond unter Rühren aufgießen. Sahne bis auf 2 EL zugeben, zwei Minuten kochen und vom Herd nehmen. Das Eigelb mit der restlichen Sahne verrühren und dazugeben, Spargel wieder miterhitzen und das Ganze mit Zitronensaft, Salz und Pfeffer abschmecken. Dieses Pilzragout wird in die eventuell vorgebackenen Pasteten gefüllt und im vorgeheizten Ofen bei 200° C fertig gebacken.

Gegrillte Pom Pom

beliebige Menge Pom Pom, eine große ausgepresste Knoblauchzehe, Zitronensaft, Olivenöl, Salz, Pfeffer

Zitronensaft, Salz, Pfeffer und Knoblauch mit reichlich Olivenöl verrühren und die Pilzscheiben damit einpinseln. Im vorgeheizten Grill fünf bis acht Minuten grillen. Auch auf dem Gartengrill gelingen die Pom Pom: beidseitig mit Öl bepinseln und nach ca drei Minuten wenden. Dazu passt Stangenweißbrot. Wer es herzhaft liebt, nimmt Kornbeißer (Vollkornsemmel).

Pom Pom chinesisch

25 g getrocknete Pom Pom, 1 EL chinesische Morcheln (Mu-Ehr), Öl zum Braten, 1 Dose Bambussprossen (Inhalt abgetropft und in Streifen geschnitten), Sauce: 5 EL Hühnerbrühe, 1 EL Sojasauce, 1 EL Reiswein, $1/2$ TL Zucker, $1/2$ TL

Ingwersaft, Salz, 1 TL Speisestärke, angerührt mit wenig kaltem Wasser, etwas Sesamöl

Pilze ca. 20 Minuten getrennt einweichen. Abtropfen lassen und Einweichwasser der Morcheln weggießen, Einweichwasser der Pom Pom beiseite stellen. Auf mittlerer Hitze Pfanne heiß werden lassen und Pilze zusammen mit den Bambussprossen unter Wenden im Öl braten. Zutaten für die Sauce mit der Pilzbrühe verrühren und zum Pilzgemüse geben. Für zwei Minuten zugedeckt bei kleiner Hitze köcheln lassen. Zum Schluss die Sauce mit Speisestärke binden, zwei Minuten aufkochen, von der Platte nehmen und mit Sesamöl beträufeln. Zu körnig gekochtem Reis ein asiatischer Hochgenuss!

Schopftintling-Gerichte

Der Schopftintling ist ein schmackhafter Speisepilz, der 4 bis 6 cm breit und bis zu 12 cm hoch wird. Er behält seinen Wert jedoch nur, wenn er jung geerntet wird und wenige Stunden nach dem Pflücken in der Pfanne landet. Bei längerer Lagerung bilden sich schnell schwärzliche Verfärbungen und er wird ungenießbar. Der Transport von der Fundstelle nach Hause muss sehr vorsichtig erfolgen, beispielsweise in einem Korb, damit der Pilz keine Druckstellen bekommt. Man findet den Schopftintling vom Mai bis November oft auf fetten Böden, in Gärten auf gedüngten Rasenflächen, Schuttplätzen, an Wegrändern und auch im Wald. Die jungen Exemplare haben einen vorzüglichen Geschmack. Wegen seines zarten Fleisches wird er auch »Spargelpilz« genannt. Mehrere Autoren bezeichnen den gastronomischen Wert des Schopftintlings als exzellent und setzen ihn mit so begehrten Arten wie Speisemorchel, dem Kaiserling oder Steinpilz gleich.

Der Nährwert des Schopftintlings ist mit dem des Champignons vergleichbar. Die beträchtliche, blutzuckersenkende Wirkung, insulinähnlich, wurde vornehmlich von wild wachsenden Schopftintlingen bestätigt, leider nicht mit gleicher Eindeutigkeit von kultivierten.

Suppe von Schopftintlingen

Die Grundlage für diese Suppe bilden die Schopftintlinge, die Parasolpilze liefern die Würze.

Für vier Portionen: *50 g Butter, 4 Schalotten, 225 g Schopftintlinge geschlossene Köpfe, geputzt, gehackt, 1 Knoblauchzehe, zerdrückt, 900 ml Hühnerbrühe, kochend heiß, 175 g Parasolpilze, Hüte und junge Stiele, geputzt, gehackt, 4 EL saure Sahne, 2 EL Zitronensaft, Salz und schwarzer Pfeffer, 3 EL frische Petersilie, gehackt*

Die Hälfte der Butter in einen Topf schmelzen und die Schalottenwürfel bei kleiner Flamme glasig schmoren. Die Schopftintlinge hinzugeben und bei mäßiger Hitze dünsten, bis die Pilze weich werden und Saft austritt. Die Hühnerbrühe an gießen, wieder zum Kochen bringen und 15 Minuten köcheln lassen. Pürieren und in den Topf zurück gießen. Die restliche Butter in einer Pfanne schmelzen, die Parasolpilze hineinschütten und garen, aber nicht bräunen. Zur Suppe geben und eine Minute mitkochen. Die Sahne in die Suppe rühren, Zitronensaft angießen und abschmecken. In vier vorgewärmte Suppenteller füllen und mit Petersilie bestreuen. Mit frischem Brot servieren.

Tipp am Rande: Verwenden Sie vorzugsweise Schopftintlinge mit geschlossenen, ganz hellen Köpfen. Sobald sie anfangen, schwarz zu werden, sind sie zwar immer noch essbar, färben jedoch die Suppe dunkler.

Pfannkuchen gefüllt mit Schopftintlingen
500 g junge Schopftintlinge, 150 g gekochter Schinken, 50 g Rauchfleisch, 30 g Butter, Salz, Pfeffer
Pfannkuchenteig: *165 g Mehl, 3 Eier, 1/8 Liter Milch, Salz, Fett zum Ausbacken*

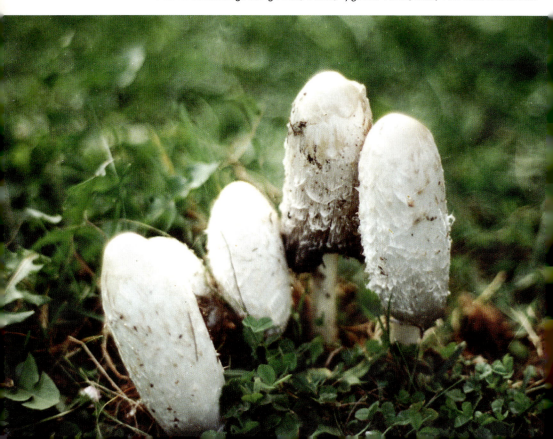

Pilze halbieren und kurz in Butter dünsten, salzen, pfeffern. Rauchfleisch und Schinken in Streifen schneiden und zu den Pilzen geben, 2 Minuten mitdünsten. Pfannkuchen ausbacken, eine Hälfte mit Pilzmischung füllen, andere Hälfte überschlagen. Heiß servieren.

Schweineschnitzel mit Schopftintlingen und Käse überbacken

400 g junge Schopftintlinge, 4 Schweineschnitzel, 20 g Butter, 1 Ei, 3 Esslöffel Semmelbrösel, 4 Scheiben Käse (à 50 g), Knoblauchpulver, Salz, Pfeffer, Bratfett

Schnitzel würzen und panieren, im heißen Fett auf beiden Seiten goldbraun braten, auf vorgewärmte Platte legen. Die Pilze kurz in Butter dünsten, salzen und pfeffern. Pilze auf die Schnitzel verteilen. Käsescheiben auflegen und im Backofen oder Grill kur überbacken.
Beilagen: Gemüse, frische Salate, Kartoffeln oder Toastbrot.

Und nun: Guten Appetit und gute Gesundheit!

Anhang

Glossar

Aminosäuren: Bausteine der Eiweiße, lebensnotwendig. Der Mensch muss acht verschiedene von ihnen aufnehmen, da er sie nicht selbst herstellen kann.

Arteriosklerose (auch Atherosklerose): Im Volksmund Arterienverkalkung genannt. Im Alter fortschreitende und durch hohen Cholesterinspiegel begünstigte Vernarbung und zunehmende Blockierung der Arterien (Blutbahnen) durch Ablagerungen. Die fetthaltigen Ablagerungen können aufreißen, und es bildet sich ein lebensgefährlicher Blutpfropf, die Blutbahn wird völlig verstopft.

Autoimmunerkrankung: Erkrankung, die durch das eigene Immunssystem (Abwehrsystem) hervorgerufen wird, der Körper richtet sich gegen sich selbst, indem er Antikörper z. B. gegen eigene Organe produziert.

Ballaststoffe: für den menschlichen Körper unverdaubare Substanzen, die aber verdauungsfördernd, entschlackend, entgiftend, cholesterinsenkend und vielfach anderweitig positiv auf uns wirken.

Betablocker: Medikament, das bei Herzkrankheiten (Herzinfarkt, koronare Herzkrankheiten, Bluthochdruck u. a.) eingesetzt wird. Hemmt z. B. die Adrenalinwirkung. Kurzwort für Betarezeptorenblocker.

Biovitalstoffe: Sammelbegriff für Substanzen, die unsere Gesundheit fördern. Dazu gehören Mineralstoffe, Spurenelemente, Vitamine, Ballaststoffe und daneben sehr wichtige sekundäre Inhaltsstoffe (siehe dort) von Pflanzen und Pilzen.

Cholesterin: eine fettähnliche Substanz, die im Blut zirkuliert. Es wird sowohl vom Körper selbst gebildet, als auch mit der Nahrung aufgenommen. Es ist für bestimmte Stoffwechselleistungen (Hormonbildung, Vitaminherstellung) unersetzlich, kann jedoch Herzkrankheiten und Arterienverkalkung begünstigen.

Diuretika: harntreibende Mittel, die Ausscheidung von Wasser und Natrium durch die Nieren wird beschleunigt.

DNS (auch DNA): Desoxiribonukleinsäure, das Erbgut des Menschen. Die gesamten genetischen Informationen sind in der DNS verschlüsselt.

Enzyme: Gruppe von verschiedensten Stoffen, die fast alle Vorgänge in unserem Körper steuern. Die auch Fermente genannten Wirkstoffe werden in allen lebenden Zellen gebildet und wirken als Biokatalysatoren.

Ergosterol: Vorstufe des lebensnotwendigen Vitamins D_2. Wird auch Ergosterin genannt. Es kommt in Pilzen sehr häufig vor.

essenziell: lebensnotwendig. Ein Zuwenig an essenziellen Stoffen ruft Mangelerscheinungen hervor. Der Körper kann diese Stoffe nicht selbst herstellen (z. B. bestimmte Aminosäuren, Fettsäuren, Spurenelemente).

Fruchtkörper: oberirdischer Teil von Großpilzen, die bei essbaren Pilzen verzehrt werden können. Dort werden die Sporen für die Vermehrung der Pilze gebildet.

Germaniumverbindung: Verbindungen mit dem seltenen Spurenelement Germanium. Einige wirken krebshemmend.

Histamin: Stoff, der allergischen Reaktionen wie rote Augen oder triefende Nase hervorruft.

Interferon: Eiweiße, die in den menschlichen Zellen als Antwort des Immunsystems (Abwehrsystems), z. B. bei einer bakteriellen Infektion gebildet werden.

Interleukine: für die Verständigung (Kommunikation) gebildete Eiweiße innerhalb unseres Immunssystems.

Internationale Einheiten (I.E.): durch international gültige Standards festgelegte Messgrößen für medizinisch verwendete Wirkstoffe und Präparate.

Immunmodulator: Stoffe, die unser Immunsystem (Abwehrsystem) verändern, also anregen oder abschwächen.

Kollagenfibrille: ein Gerüsteiweiß, das als Stützsubstanz unsere Knochen, Sehnen, Bindegewebe, Knorpel, Bänder u. a. mitbildet.

Leukozyten: weiße Blutkörperchen. Sie ermöglichen einen Rückschluss auf den Krankheitsverlauf, denn sie zeigen die Immunsystemreaktion an.

Leukozytopenie: Verminderung der Anzahl der weißen Blutkörperchen.

Makrophagen: werden auch Freßzellen genannt. Sie spielen eine große Rolle im Immunsystem, da sie fremde Keime (z. B. Mikroorganismen wie Bakterien), Zelltrümmer, Fremdkörper und große Moleküle in sich selbst einbauen, abbauen und damit »entsorgen«.

Metabolismus: Stoffwechsel. Aufbau, Umbau und Abbau von Substanzen zur Energiegewinnung und zur Aufrechterhaltung des Lebens.

Myzel: Bestandteil der Pilze, der meist unterirdisch wächst und aus so genannten Hyphen, den Pilzfäden, besteht. Über das Myzel ernährt und verbreitet sich der Pilz.

Niacin: ein Vitamin der B-Gruppe. Es wird auch Nicotinsäure genannt. Sorgt für gesunde Haut und funktionierende Verdauung.

Polysaccharide: Vielfachzucker. Komplexe Moleküle, die sich aus einzelnen Zuckerbausteinen zusammensetzen.

Polypeptide: Vielfachaminosäuren. Große Molekülen, die sich aus einzelnen, miteinander vernetzten Aminosäuren zusammensetzen.

Purine: natürliche Stoffwechselprodukte, die beim Abbau von Eiweißen entstehen und schließlich in Harnsäure umgewandelt werden. Purine sind auch in Fleisch und Innereien enthalten.

Riboflavin: ein Vitamin der B- Gruppe, auch Vitamin B_2 genannt. Es ist wichtig für die Energiegewinnung aus der Nahrung.

Sarkom: eine bösartige Bindegewebsgeschwulst oder maligner Tumor.

sekundäre Inhaltsstoffe: von Pflanzen (und Pilzen) gebildete Stoffe, die nicht unbedingt notwendig sind. Sie entstehen nicht im Primärstoffwechsel. Ihr Nutzen für die Pflanze und unsere Gesundheit wird aber schrittweise erkannt. Auch Bioaktivstoffe genannt. Dazu gehören Phenole, Terpene, Karotinoide, Flavonoide und hunderte andere chemische Verbindungen.

Sklerotium: Vermehrungsorgan der Pilze, das eine besonders dicke Wand hat, um ungünstige Witterungsbedingungen lange unbeschadet überstehen zu können.

Thiamin: Ein Vitamin der B-Gruppe, es wird auch Vitamin B_1 genannt. Es ist wichtig im Stoffwechsel, ein Mangel äußert sich unter anderem in Verwirrung, Appetitlosigkeit und Muskelschwäche.

Triglyceride: fettähnliche Substanzen, die im Blut zirkulieren. Kommen neben dem LDL und HDL-Cholesterin vor und werden zum Gesamt-Cholesteringehalt des Blutes gerechnet.

Literatur

Chang, S. T./Miles, P. G.: *Edible Mushrooms and Their Cultivation.*
 CRC Press Inc., Boca Raton, Florida 1989.
Ehlers, S.: *Untersuchungen zum Anbau und zur pharmakologischen Wirkung des Speisepilzes Hericium erinaceus.*
 Promotion, Utz Verlag 1999.
Ehlers S.: *Heilen mit Pilzen.*
 Erfahrungsheilkunde 6, 2000, S. 398–410.
Eisenhut, R./Fritz, D.: *Medizinisch nutzbare Wirkungen und Inhaltsstoffe von Speisepilzen.*
 Gartenbauwissenschaften 56/6, 1991, S. 266–270.
Hobbs, C.: *Medicinal Mushrooms,*
 Loveland Botanica Press 1996 (3. Aufl.).
Jones, K.: *Shiitake – The Healing Mushroom.*
 Healing Arts Press, Rochester Vermont 1995.
Lelley, J.: *Die Heilkraft der Pilze. Gesund durch Mykotherapie,*
 Econ Verlag, München 2000.
Mizuno, T.: *Antitumor-active Substances from Mushrooms,*
 Food Reviews International 11 (1), 1995, S. 23–61.
Pütz, J./Lelley, J.: *Hobbythek. Lebenselixier Pilze: Vitalisierend, gesund, heilend, potenzsteigernd,*
 vgs Verlag, Köln 1999.
Schulten, F. D.: *Ling Zhi. König der Heilpilze. Der chinesische Reishi – göttlicher Pilz der Unsterblichkeit,*
 Windpferd Verlag, Aitrang 1999.
Weilhofen, J.: *Ling Zhi, Shiitake und Co. schützen das Immunsystem.*
 Sanoform Verlag, Augsburg 2000.

Adressen

Shiitake-Pilze erhalten Sie bereits in guten Supermärkten und häufig im Gemüseeinzelhandel. Auch Reformhäuser bieten schon Kapseln an. Maitake, Schopftintling und Judasohr gibt es nur in getrockneter Form im Handel, z. B. in Asien- und Bioläden. In Apotheken sind alle Pilze als Kapseln erhältlich. Meistens ist jedoch eine Bestellung über die PZN-Nummern (Pharmaverkehrsnummer) erforderlich.

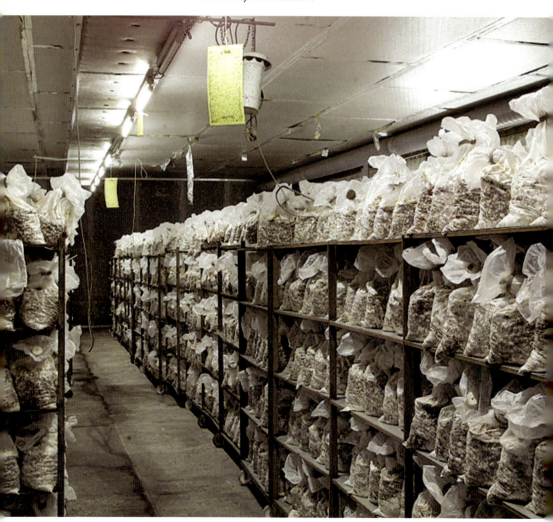

Verkauf und Information zu Heilpilzen:

Firma GAMU GmbH
Prof. Jan Lelley
Hüttenallee 235
47800 Krefeld
Tel.: 0 21 51/50 03 09
Fax: 0 21 51/59 50 96

Kapseln als Nahrungsergänzung aus Heilpilzen:

MykoVital Heilpilze GmbH
Talweg 2
63694 Limeshain
Tel.: 0 60 47/70 73
Fax: 0 60 47/69 20

Hericium (Affenkopfpilz/Igelstachelbart) ist frisch erhältlich bei:

Pilzfarm Helvesiek GmbH
Fabrikstr. 12
27389 Helvesiek

K. D. Hesse
Schweinsberger Pilzzucht
Rödernweg 3 und Weidenhausen 1
35260 Stadtallendorf-Schweinsberg
Tel.: 0 64 29/74 55 und 01 72/3 70 90 82 (mobil)

NANT e.V. (Neue Arbeit Nordthüringen)
Kehmstedter Weg 44
99752 Bleicherode
Anbau auf dem Hansenhof
99752 Elende
Tel.: 03 63 38/6 49 58 oder 6 39 79

Besser fühlen, leichter leben!

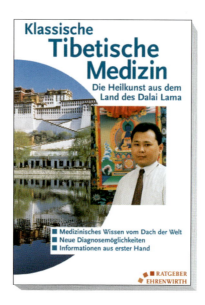

Ein gründlicher Einblick in die Geschichte und Anwendungsmöglichkeiten dieser wissenschaftlich begründeten Heilkunde. Sie wurde vom ersten niedergelassenen Arzt für Klassische Tibetische Medizin im westlichen Europa geschrieben, der an der berühmten Elitehochschule für Tibetische Medizinwissenschaft in Dharamsala promovierte, die unter der Autorität des Dalai Lama steht.

Dr. Tendhon Amipa Desam
Klassische Tibetische Medizin
144 Seiten
ISBN 3-431-04007-1

Besuchen Sie uns im Internet:
www.luebbe.de

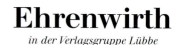

in der Verlagsgruppe Lübbe

Leben ohne Milchzucker

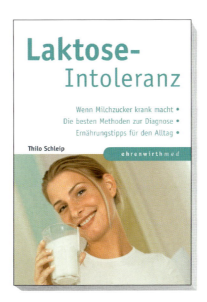

In Deutschland leiden 15% der Bevölkerung an Milchzucker-Unverträglichkeit. Die Beschwerden wie z. B. Bauchschmerzen oder Schwindelgefühle treten unvermittelt auf und verschwinden wieder, so dass viele Patienten einen langen Leidensweg bis zur Diagnose Milchzucker-Unverträglichkeit haben. Dieses Buch hilft die Ursachen zu erkennen und Beschwerden zu beseitigen. Mit Listen laktosefreier Lebensmittel und vielen Adressen, die weiterhelfen, wie z. B. die von Selbsthilfegruppen.

Thilo Schleip
Laktose-Intoleranz
104 Seiten
ISBN 3-431-04027-6

Besuchen Sie uns im Internet:
www.luebbe.de

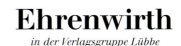

in der Verlagsgruppe Lübbe

So meistern Sie den Alltag mit »süßen Kindern«.

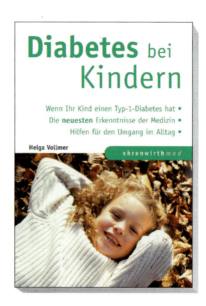

Diabetes vom Typ I ist eine weitverbreitete Stoffwechselerkrankung, die überraschend viele Kinder betrifft. Obwohl die Krankheit insulinpflichtig ist, müssen »süße Kinder« genauso wenig darunter leiden wie Brillenträger. Dank neuer Behandlungsstrategien und Medikamenten, darf das zuckerkranke Kind essen und trinken, was ihm schmeckt, solange der Insulinspiegel im Blut stimmt. Dieses Buch rät, wie durch individuelle Lebensweise das Diabetes-Risiko entscheidend gesteuert werden kann.

Helga Vollmer
Diabetes bei Kindern
110 Seiten
ISBN 3-431-04043-8

Besuchen Sie uns im Internet:
www.luebbe.de

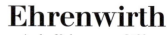

in der Verlagsgruppe Lübbe